MICHEL LEJOYEUX

Michel Lejoyeux, spécialiste des conduites addictives, est professeur de psychiatrie à la faculté Xavier-Bichat et responsable des services de psychiatrie des hôpitaux Bichat-Claude Bernard et Perray-Vaucluse. Il a écrit deux ouvrages, en collaboration avec le docteur Jean Adès, qui traitent des troubles du comportement aussi bien fréquents que méconnus. Il s'agit de *Encore plus !* (Odile Jacob, 2001) et de *La fièvre des achats* (Seuil, 2002). Il est également l'auteur de *Vaincre sa peur de la maladie* (La Martinière, 2002) et *Le nouveau malade imaginaire* (Hachette Littératures, 2004).

Il n'est jamais trop tard pour vaincre sa peur de la maladie

POCKET *Évolution*

Des livres pour vous faciliter la vie !

Catherine AIMELET-PERRISOL
Comment apprivoiser son crocodile
Tara BENNETT-COLEMAN
L'alchimie des émotions
Catherine BENSAID
Aime toi, la vie t'aimera
Je t'aime, la vie
Kathleen BREHONY
Comment vaincre les difficultés du quotidien
Allen CARR
La méthode simple pour en finir avec la cigarette
La méthode simple pour perdre du poids
La méthode simple (femme) pour arrêter de fumer
Marina CASTAÑEDA
Comprendre l'homosexualité
Marie-Josèphe CHALLAMEL
Mon enfant dort mal
Stéphane CLERGET
Nos enfants aussi ont un sexe
Marie-Hélène COLSON
Réaliser sa sexualité
Jocelyne DAHAN
Se séparer sans se déchirer
Luce JANIN-DEVILLARS
Changer sa vie
Françoise DOLTO
La cause des adolescents
La cause des enfants
Thérèse ELLUL-FERRARI
130 recettes minceur en 5 à 10 minutes
Rachel FRÉLY et Josette LYON
Bien nourrir les enfants de la génération soda
Frédérique GRUYER
Du bonheur sexuel
Hugues LAGRANGE
Les adolescents, le sexe et l'amour
Gérard LOPEZ et Arianne CASANOVA
Cesser d'être une victime
Lee LOZOWICK
Le courage d'éduquer
Pierre PALLARDY
Et si ça venait du ventre ?
Marie-Danielle PIERRELÉE et Agnès BAUMIER
Pourquoi vos enfants s'ennuient en classe
Gérard POUSSIN
Rompre ces liens qui nous étouffent
Patrick Pierre SABATIER
Toujours jeune !
Marc SCHWOB
Guérir la migraine
Françoise SIMPÈRE
Aimer plusieurs hommes
Stéphane SZERMAN
Le guide du bien-être
Deborah TANNEN
Si je te dis ça, c'est pour ton bien
Sami-Paul TAWIL
Le miroir de Janus
Maryse VAILLANT
L'adolescence au quotidien
Judith VIORST
Les renoncements nécessaires
Renoncez à tout contrôler !

Michel Lejoyeux

Il n'est jamais trop tard pour
Vaincre sa peur de la maladie

EdLM

Les témoignages reproduits dans cet ouvrage sont réels. Seuls les noms ont pu être changés pour des raisons de protection de la vie privée des personnes.

ISBN 2-266-13147-8

Sommaire

Introduction

La bonne santé, c'est dans la tête

« Les hommes sont tourmentés par les opinions qu'ils ont des choses, non par les choses mêmes... Les maux n'ont entrée en nous que par notre jugement. »

Montaigne, Essais, chap. XX

Abuser de la médecine nuit gravement à la santé

Ils sont pourtant nombreux ceux qui se soignent trop, jusqu'à s'en rendre malades. Ils savent bien qu'ils exagèrent. Mais comment résister à cette envie d'aller toujours mieux ? Ils consultent leur médecin généraliste aussi souvent que d'autres vont chez le psychanalyste. Ils ont toujours une nouvelle question à poser, un doute à exprimer, un symptôme à présenter. Ils ne parviennent pas à modérer leur appétit de médecine. Ils voudraient tant vivre de manière insouciante avec leur corps, appartenir au monde si proche et si lointain à la fois des « biens portants », de ceux qui ne soignent que les vraies maladies. Quand on leur demande « Comment vas-tu ? », ils répondent « Mal, bien sûr ! » ou « Pas très bien aujourd'hui... », presque sans réfléchir, par habitude.

À l'heure où de nouvelles structures sont créées dans les hôpitaux, nul n'a encore inventé de CSMI (Centre de soins pour malades imaginaires) ! Faut-il le regretter ? Certainement pas. Les obsédés de la santé n'ont pas besoin de consultations supplémentaires. Ils se surveillent et s'écoutent déjà trop. Nous allons voir combien il est difficile de les convaincre de moins se soigner.

Les généralistes et les spécialistes voient souvent passer nos obsédés de la médecine. Ces derniers prennent un ou deux rendez-vous puis se lassent, vont voir ailleurs, à la recherche d'un nouveau traitement. Ils essaient aussi – sans beaucoup plus de conviction – les thérapeutiques dites douces ou naturelles. Le psychiatre que je suis ne les rencontre presque jamais en consultation. Pourquoi, d'ailleurs, iraient-ils voir un psychiatre ? Ils veulent de « vrais » médecins, qui soignent « sérieusement » leur corps et s'occupent de leurs vrais symptômes. Ils n'ont que faire d'explications ou de psychothérapie. Ils veulent être traités, *bilantés* comme ils disent quand ils réclament une prise de sang ou une radiographie. S'ils demandent une aide, c'est par des chemins détournés. Sous prétexte d'être vaccinés, fortifiés, désinfectés, ils espèrent en fait être écoutés et même, pourquoi pas, entendus et rassurés. Ils ne le sont que rarement. Ils ne trouvent pas le médecin idéal, celui qui sera capable de deviner leurs besoins, leurs attentes et leurs désirs avant même qu'ils en parlent. Comme ils ne dénicheront pas ce médecin de conte de fées, mi-Prince charmant mi-magicien, apte à les guérir au premier regard, ils accumulent de la rancœur. Les consultations tournent aux dialogues de sourds. Ils refusent de parler de leurs obsessions – peur de la mort, de la vieillesse, de la solitude. En face, celui qui est censé les soigner regimbe à décrypter les messages qui lui sont envoyés. En effet, il n'a pas toujours le temps ni l'envie d'écouter leurs plaintes exceptionnelles. « J'ai un estomac fragile depuis dix ans », « J'ai des douleurs extraordinaires ».

Les psychiatres – je peux en témoigner – ne sont pas dans une position beaucoup plus confortable que les médecins généralistes. La question du corps, ou plutôt de l'expression des angoisses par le corps, est l'une des situations les plus difficiles qu'ils puissent rencontrer. Les descriptions classiques des grands délires hypocondriaques ne s'appliquent guère à ces inquiétudes discrètes, quotidiennes. Les obsédés du soin n'ont pas, comme les délirants hypocondriaques, l'impression que leur corps se modifie, que leurs organes grossissent, rétrécissent ou disparaissent. Leurs angoisses sont bien ancrées dans la réalité. Ils redoutent les effets de la guerre ou des ondes des téléphones portables. Ils transforment les vitamines ou les magazines médicaux en traitements « sauvages » mais efficaces de leur angoisse. Ils ne rencontreront jamais de psychiatre ou de psychothérapeute. D'ailleurs, en ont-ils vraiment besoin ? Ils restent dans un déni protecteur, appliquant avec un certain succès la politique de l'autruche. Ils cachent leur tête dans le sable, pas celui du désert mais celui des sacs qui pendent dans les salles de gymnastique. Ils prétendent en effet se soigner par le sport, les haltères. S'ils s'allongent, c'est sur un appareil de musculation et non sur le divan d'un psychanalyste. Ils n'ont rien à demander aux psychologues ou aux psychiatres. Ils pensent que « tout va bien dans la tête et qu'il vaut mieux s'occuper de ses artères ou de ses poumons ». Ils se veulent « scientifiques ». Quand ils m'interrogent, ils me posent des questions dont je ne connais pas la réponse : « Comment éviter la pollution ? », « Risquons-nous une nouvelle épidémie de variole ? » Ils sont sûrs – ou ils se convainquent – que leurs problèmes viennent du corps, des organes. Ils ne se trouvent pas anxieux : « Préservez-moi des maladies physiques, les douleurs de l'esprit, je m'en charge », disent-ils.

Leur entourage, en revanche, est exaspéré par leurs manies. C'est que les obsédés de la santé tyrannisent leur famille tout en apparaissant comme des personnes raisonnables... peut-être un peu trop sérieuses. À l'heure où les médecins insistent sur les vertus de la prévention, de quel droit considérer comme une forme d'angoisse leur extrême prudence ? Leur souci du corps et de la santé n'est donc pas une simple maladie dont on peut décrire les causes, les symptômes et les possibilités de traitement. Il part d'une préoccupation légitime. Chacun de nous souhaite être en bonne santé et le rester. Chacun éprouve le besoin de se soigner quand il est malade et peut, de temps à autre, prendre un traitement inutile mais rassurant.

Où se situent alors les différences entre un comportement de santé normal et un autre, anormal ? Quelle est la frontière entre la prudence et l'excès ? Les nuances sont subtiles, difficiles à repérer. Le degré d'optimisme ou d'inquiétude, notre histoire médicale personnelle et celle de notre famille conditionnent notre image du bien-être. Il est assez difficile, nous le verrons, de trouver un juste milieu entre l'insouciance et la peur de la maladie. Nous cheminons tous entre le refus du corps – « Il sera toujours temps de m'occuper de ma santé quand je serai vieux ou malade » – et le besoin de protection – « Pourquoi ne pas prévenir les maux d'ores et déjà, afin d'éviter bien des maladies ? ».

Les obsédés de la santé ont perdu leur capacité d'insouciance et d'oubli. Ils s'enferment dans une attitude de protection qui les piège. Les témoignages présentés ici illustrent des formes quotidiennes d'excès de soins. Marvin, Catherine, Maryse et Pierre sont des hommes et des femmes comme les autres. Il n'est pas sûr, répétons-le, qu'ils soient vraiment malades, qu'ils aient envie ou besoin d'être aidés. Pourtant, la question de la santé prend chez eux un tour obsédant. Ils ne se soignent pas pour vivre, ils vivent pour se soigner. Ils ne se dupent pas. Ils ont bien compris qu'ils en font trop, mais ils ne peuvent résister au désir de se protéger de toutes les maladies, même de celles qu'ils n'ont pas. Ils passent parfois, sans s'en rendre compte, de la peur de la mort à la certitude d'être déjà malades. Ces deux inquiétudes – peur de tomber malade et impression d'être atteint ou contaminé – sont, dans notre approche de la question, très différentes. Les causes de ces deux formes d'angoisse ne sont pas les mêmes.

Mais quelle que soit la raison pour laquelle Marvin et les autres se soignent, ils sont tous prisonniers d'une fausse croyance. En fait, ils ne savent pas ce qu'est la santé. Ils exigent trop de leur corps. À la moindre douleur, fièvre ou fatigue, ils s'alarment et consultent. Et surtout, ils ne font pas confiance à celui qui leur dit qu'ils vont bien. Aucun médecin ne peut les rassurer durablement sur leur état. Ils sont aussi allergiques au risque. Les campagnes de prévention sont pour eux une vraie torture. Elles raniment leur angoisse et les conduisent à de grands bilans : « Ai-je vraiment tout fait pour éviter de tomber malade ? » Ils finissent par avoir peur du cancer du poumon dû à la cigarette... même quand ils ne fument pas.

L'excès de soins peut être une vraie maladie, d'autant plus difficile à reconnaître qu'elle prend des visages raisonnables. Comment dire à celui qui applique à la lettre tous les conseils de prévention qu'il a besoin d'un peu de désordre et d'imprévu dans sa vie pour accéder au bien-être ? Peut-être faut-il – les exemples qui suivent lui montreront comment y parvenir – l'inviter à se poser de nouvelles questions : « Quelle image avez-vous de votre corps ? Que signifie pour vous le fait d'être en bonne santé ? Quelles sont les maladies qui vous font le plus peur et pourquoi ? » Il apparaît dès les premières réponses que certains anxieux ne savent pas utiliser l'information médicale qu'ils reçoivent. Ils n'y sont pas préparés. À la moindre alerte, ils sont pris d'une folie du doute. Ils reçoivent les conseils et les statistiques sur les risques de maladies comme des menaces spécialement dirigées contre eux. Aucun domaine de leur vie n'échappe à cette obsession, ni la gastronomie – comment éviter la vache folle ou la grippe du poulet ? – ni la sexualité – comment accéder au plaisir sans risques ? La médecine du risque zéro vers laquelle ils tendent ressemble par certains aspects à la nouvelle économie. Les golden boys ne sont jamais assez riches et les obsédés de la santé jamais assez bien soignés. Les maniaques du soin cherchent les vitamines, les conseils et les traitements. Les uns comme les autres font fructifier un capital – compte en banque ou espérance de vie, stock options ou chiffres de tension artérielle. La gestion de la bonne santé devient, pour celui qui s'y intéresse, aussi compliquée et hasardeuse que celle des valeurs de la nouvelle économie. Il faut suivre le marché, anticiper les tendances, rester en phase avec l'actualité. Il faut aussi jouer avec le risque, tenir compte de l'avis des experts et se construire ses propres opinions.

À toutes leurs questions farfelues, les obsédés de la santé croient secrètement que les médecins vont répondre. Dès qu'ils en rencontrent un, ils tentent de lui extorquer un conseil ou une consultation. Ils l'interrogent sans relâche : « La rage ou la polio ne vont-elles pas refaire surface, dans le sillage de la fièvre aphteuse ? Comment échapper aux attaques du bioterrorisme, aux maladies de saison, à la déprime de l'automne, à la grippe de l'hiver, aux indigestions du nouvel an, aux allergies du printemps ? Les employés de la Défense pourront-ils résister au "syndrome de Manhattan" ? Quel régime choisir avant l'été et quelle crème solaire acheter pour se protéger des coups de soleil, des rides et du cancer ? Faut-il préférer la diète méditerranéenne au cassoulet, l'huile de colza à la margarine ? » Les interrogations peuvent être originales ou incongrues : « Où trouve-t-on les meilleurs hypnotiseurs ? Comment les hommes préhistoriques se nourrissaient-ils pour échapper à l'infarctus ? » Mais les anxieux ne sont pas si dupes. Ils savent pertinemment que les médecins n'ont pas toutes les réponses qu'ils espèrent. Ils sont pourtant heureux de pouvoir poser des questions même s'ils n'obtiennent pas toujours des réponses. Qu'importe si les praticiens changent souvent d'avis ou s'ils ne sont pas sûrs d'eux. Tout vaut mieux que le silence : une prévision douteuse, un avis fantaisiste, plutôt que pas d'avis du tout. En discutant de maladie et de prévention des risques, on peut avoir l'illusion de maîtriser son destin. Même si les bulletins météorologiques ne sont pas toujours exacts, ils aident les indécis à choisir les vêtements de la journée. Les avis des experts en météorologie, en médecine ou en économie comblent notre manie de l'anticipation.

Les contes modernes

Les enfants aiment lire des histoires horribles. Qui d'entre nous n'a jamais goûté le frisson délicieux des histoires d'ogres ou de Petit Poucet abandonné. Ces contes, qui pourtant se terminent bien, nous ont gentiment terrorisés. Devenus adultes, nous continuons à jouer à nous faire peur. La démarche est la même. Seules changent les histoires que nous nous racontons. Nous remplaçons les contes de fées par des livres en apparence plus sérieux et dévorons les magazines qui évoquent la fin du monde, les catastrophes climatiques, la guerre mondiale ou le krach de l'économie. Les sujets de santé sont parmi les plus inquiétants. Les rédactions des magazines ne s'y trompent pas. Elles annoncent en première page des prédictions qui font trembler le lecteur le plus sûr de lui. Les secrets du cancer, les ravages de l'Alzheimer ou du Creutzfeldt-Jacob, les dossiers noirs des hôpitaux sont des titres qui font mouche à tout coup. Nous sommes obligés de nous informer pour savoir comment échapper aux catastrophes imminentes. Celui qui n'achète pas le journal est presque déjà malade.

Un numéro récent de *L'Express* donnait des conseils pour vivre mieux et plus longtemps. Quel anxieux, soucieux de sa santé, pourrait négliger ces avis ? Ouvrons le magazine. Sylvie O'Dy et Vincent Olivier passent en revue les grandes peurs concernant la santé. La première est la peur du temps qui passe, de la vieillesse et de la mort : « On ne parle plus de vieillissement, mais de longévité. Vieillir n'est plus perçu comme un phénomène inéluctable, mais comme un processus physique que la médecine s'emploie à prévenir et à réparer. Le professeur Beaulieu met en place un institut de la longévité. On peut faire reculer les frontières de la vieillesse. Il s'agit non de boire à une quelconque fontaine de jouvence, mais de profiter de tous les bienfaits actuels de la science, de refuser d'être le spectateur passif d'une lente décrépitude. Chacun peut gagner des années de vraie vie, vivre mieux tout en vivant plus longtemps. »

Pour résister au temps qui passe et devenir un vieillard épanoui, *L'Express* nous incite à nous comporter en champions de la prévention. Le champion de la médecine est celui qui connaît sa pression artérielle, son taux de cholestérol et qui surveille son poids. Les effets bénéfiques de la prévention ne devraient pas tarder : « Traiter l'hypertension artérielle et l'hypercholestérolémie réduit de 40 % le risque d'accidents vasculaires cérébraux, de 30 % les infarctus et de 50 % les démences... Les orthopédistes conseillent aussi d'effectuer à la cinquantaine un bilan du squelette et des articulations. Les femmes doivent se préoccuper tout particulièrement de l'ostéoporose liée à la ménopause. Il existe des examens, les ostéo-densitométries, qui permettent de mesurer la densité osseuse. La prévention passe aussi par un traitement hormonal de substitution (THS), dont on sait qu'il comporte de faibles risques en matière de cancer. Enfin, face au cancer du sein, il est conseillé de subir des mammographies à partir de 50 ans. »

L'obsédé de la santé ne mange pas toujours ce qu'il aime ou ce qui lui fait plaisir. Il consomme des aliments sains qui non seulement ne le rendent pas malades mais sont, à l'occasion, de vrais médicaments. « Le soja, explique Vincent Olivier, protège de la maladie d'Alzheimer. Le thé noir limite le risque cardio-vasculaire. Le vin prévient le cancer de l'intestin et les brocolis celui du poumon. Le chocolat diminue la fréquence des cardiopathies, sans parler de l'huile d'olive, parée de toutes les vertus. Il suffirait d'absorber certaines denrées pour échapper à la quasi-totalité des maladies. À l'inverse, une mauvaise alimentation diminue l'espérance de vie. Les conséquences d'une nourriture trop riche sont identifiées. Quant aux vitamines et oligoéléments, leur efficacité n'est pas clairement établie. Mais leurs promoteurs en sont persuadés. Les prochaines études leur donneront raison. »

L'exercice est, avec l'alimentation, le deuxième pilier de la sagesse médicale. La gymnastique intéresse toutes les parties du corps. Une récente étude américaine auprès de six mille femmes de plus de soixante-cinq ans montre que la pratique régulière de la marche et d'activités modérées diminue les pertes de mémoire et le déclin des fonctions cérébrales. En plus de la course à pied, la gymnastique cérébrale est recommandée pour entretenir le cerveau : « Le vieillissement ne constitue pas en soi une cause de détérioration de l'intellect, est-il écrit dans *L'Express*. Pour maintenir en forme sa boîte à souvenirs, mieux vaut garder une activité qui oblige les neurones à faire leur gymnastique quotidienne. » Il convient, enfin, pour rester en bonne santé, de guetter les progrès de la médecine. C'est en se tenant au courant des nouveaux traitements de la maladie d'Alzheimer, du Parkinson, du cancer, de la dégénérescence maculaire liée à l'âge que l'on a une chance d'être parmi les premiers soignés. Imaginons que les scientifiques aient trouvé un traitement définitif de la vieillesse et de la mort, nous n'en saurons rien si nous ne lisons pas les pages santé des journaux !

Le dernier conseil de *L'Express* est un vrai défi pour qui voudrait l'appliquer à la lettre ; il faut « rester zen » en toutes circonstances : « Les effets pervers du stress empoisonnent l'existence, expliquent les journalistes. Les insomnies rongent les nuits, les tensions tordent les muscles. Les personnes trop stressées ne font pas de vieux os. » Mais l'obsédé de la santé qui essaie de suivre tous ces conseils navigue sur une corde raide. Il doit avoir assez peur de la maladie pour ne pas fumer, ne pas boire d'alcool, muscler son cerveau. Dans le même temps, il est incité à rester zen, à ne pas trop s'inquiéter pour échapper aux ravages du stress. Les guides de santé soufflent en même temps le chaud et le froid. Ils détaillent les risques que nous courons. Gare à la pollution ! Gare aux défauts cachés de votre patrimoine génétique ! Si vous vivez près d'une ancienne décharge ou si vos grands-parents vous ont transmis un bout de chromosome frelaté, vous n'êtes qu'un bien portant en sursis. Mais ils proposent aussi un traitement à tous les maux qu'ils voient venir. La médecine, expliquent-ils, pourra bientôt purifier l'air, corriger les gènes malades. Vous devez lui faire confiance en appliquant à la lettre les recettes les plus récentes. Cette information médicale nous incite à dépendre de la médecine. Les plus optimistes espèrent que la science triomphera des souffrances : « Nous pourrons vivre sans douleurs ni maladies. Nous choisirons les gènes et le destin de nos enfants », disent-ils.

Les plus anxieux... ou les plus réalistes sombrent dans la panique. Ils réagissent par une fuite en avant dans le soin. Ils ne veulent pas être en retard d'un vaccin ou d'une hormone.

L'ignorance savante

La question de la santé a depuis longtemps dépassé le cadre de la médecine. Elle est un sujet d'intérêt et de préoccupation universels. Nous fêtons le nouvel an en nous souhaitant une bonne santé et passons le reste de l'année à nous demander : « Comment vas-tu ? » Les nouveaux héros des séries télévisées, aux côtés des policiers qui se démodent, sont les médecins et les infirmiers des urgences. Même les attaques informatiques prennent des noms de maladies. On parle de virus qui contaminent les précieuses mémoires de nos ordinateurs. Le budget de la Sécurité sociale, nous expliquent les financiers, est supérieur au budget de l'État. Face à l'omniprésence de la médecine et plus généralement de la question du soin et de la santé, chacun doit prendre position, même dans des domaines auxquels il ne comprend rien. Il faut, par exemple, être pour ou contre la recherche sur les cellules souches. Les plus modernes et « branchés » vont chercher sur l'Internet les résultats d'études internationales qui les aideront à se forger une opinion. D'autres lisent les avis des comités d'éthique ou des autorités religieuses.

Il n'est pas dans mon propos de déplorer cette omniprésence de l'intérêt pour la médecine. La culture médicale est utile. Qui pourrait le nier ? C'est par la connaissance « objective » des risques de l'alcool, de la drogue ou du tabac que l'on adopte un comportement de bonne santé. Grâce à la diffusion des connaissances médicales, le « patient » l'est de moins en moins. Il n'attend plus les explications de son médecin. Il se transforme en consommateur de soins, gérant au mieux ses intérêts sanitaires. La relation médicale est ainsi plus adulte, fondée sur l'échange plus que sur la confiance aveugle. Les consultants, déjà informés, viennent chercher auprès de leur médecin une confirmation ou une explication supplémentaire. Certains, pourtant, sont bouleversés par les connaissances médicales qui leur sont imposées par la télévision ou les journaux. Ils sont débordés par une actualité qui chaque fois réactive leur peur de la mort. Il n'est pas rare qu'un anxieux vienne m'expliquer qu'il vit dans la terreur depuis qu'il connaît les symptômes de l'hémorragie cérébrale. Il s'inquiète à chaque migraine et se demande s'il doit appeler une ambulance. D'autres me disent leur peur face aux antibiotiques. Comment prendre ces traitements quand on connaît tous les risques d'accident possibles ? « Je me plonge souvent dans les livres de médecine », me disait un grand amateur de médecine. « Je passe une nuit sans sommeil à trembler devant les descriptions de maladies que je ne connaissais pas encore. Au petit matin, les conseils deviennent des menaces. Je ne retire des explications que de nouvelles raisons d'avoir peur. Je m'invente de nouveaux scénarios catastrophes. »

Jules Romains, en son temps, avait déjà dénoncé les dangers de la prévention et de l'information médicales assénées sans ménagement. Souvenons-nous de *Knock,* sa pièce la plus célèbre. Le médecin peu scrupuleux, qui a appris sa science en lisant les notices des médicaments, propose des consultations gratuites aux habitants d'un petit village. Sous prétexte de les soigner, il joue avec leurs peurs. Il apprend à tous les bien portants qu'ils sont des malades qui s'ignorent. La force de la suggestion et le prestige de la médecine viennent à bout des plus résistants. Le public de la Comédie des Champs-Élysées fit un triomphe à Louis Jouvet et à la pièce. Il riait jaune aux menaces du docteur Knock affirmant : « Vous me donnez un canton peuplé de quelques milliers d'individus neutres, indéterminés. Mon rôle, c'est de les déterminer, de les amener à l'existence médicale. Je les mets au lit, et je regarde ce qui va pouvoir en sortir : un tuberculeux, un névropathe, un artério-scléreux, ce qu'on voudra, mais quelqu'un bon Dieu ! quelqu'un ! Rien ne m'agace comme cet être ni chair ni poisson que vous appelez un homme bien portant. »

Dès le XVIIe siècle, Blaise Pascal a souligné les risques des connaissances incomplètes. Ses réflexions peuvent s'appliquer à la culture médicale de masse qui nous envahit. Pascal a décrit trois stades dans la connaissance. Le premier est celui de la pure ignorance naturelle (mais qui pourrait se vanter de ne rien connaître en médecine ou en santé publique ? Il devrait pour cela vivre à l'écart de toute civilisation sans ouvrir un journal ni un livre). L'autre stade, auquel aspirent selon Pascal « les grandes âmes [...] ayant parcouru tout ce que les hommes peuvent savoir » est celui de « l'ignorance savante ». Cette ignorance savante à l'égard de la médecine est le seul état de vraie tranquillité. Ceux qui l'acquièrent accueillent les nouvelles médicales sans céder à la panique. Ils savent vivre avec le risque. Rares pourtant sont ceux qui réussissent à être à la fois ignorants et savants. La plupart restent bloqués dans ce que Pascal appelle le stade de « l'entre-deux ». Ici demeurent ceux « qui sont sortis de l'ignorance naturelle et n'ont pu arriver à l'autre... [Ils] ont quelque teinture de cette science suffisante et font les entendus. Ceux-là troublent le monde et jugent mal de tout ». Ils savent assez de médecine pour s'inquiéter et pas assez pour se soigner.

Peut-on espérer que ce livre aide les plus anxieux à progresser vers l'ignorance savante pascalienne ?

Le silence des organes

Plus près de nous que Pascal, au début du XXe siècle, régnaient les médecins humanistes. Les chirurgiens de ce temps-là écrivaient, entre deux greffes, des livres de morale et de philosophie. L'un de ces praticiens humanistes a donné une définition désormais classique de la santé et de la maladie. Elle date de 1936 et est toujours d'actualité : « La santé, écrivait René Leriche, c'est la vie dans le silence des organes. » Et la maladie ? « C'est, toujours selon Leriche, ce qui gêne les hommes dans l'exercice normal de leur vie et dans leurs occupations et surtout ce qui les fait souffrir. » Cette manière de concevoir la santé et la maladie ne laisse pas place au doute. Soit votre corps est tranquille, discret, soit il vous gêne ou vous fait souffrir. Le bonheur est dans le silence, l'inconscience et l'insouciance. La maladie est à la fois un désordre et un vacarme. Les organes se mettent à faire du bruit, ils vous dérangent. Cette définition me paraît s'adapter parfaitement aux maladies organiques.

Mais où situer les anxieux selon les critères de René Leriche ? Leurs organes sont sains et bruyants à la fois. Leur dos va bien – le rhumatologue consulté la veille le leur a encore confirmé. Il les fait quand même souffrir au point de les empêcher de travailler et de faire du sport. Et quand par bonheur les douleurs disparaissent, ils sont encore gênés dans ce que Leriche appelle « l'exercice normal de la vie ». La santé est un idéal qu'ils n'atteignent pas. Ils sont toujours arrêtés en chemin par un accès d'« intranquillité », une bouffée de peur de l'avenir. L'idée d'être un jour malade suffit à les empêcher de jouir de leur santé actuelle. Ils attendent ce jour malheureux où leurs organes – c'est une fatalité – vont commencer à « parler » et à les faire souffrir. Ils anticipent ce jour, s'y préparent et finissent par hâter sa venue. Les anxieux défient la logique du bon chirurgien humaniste. Ils brouillent les cartes en se sentant malades alors que leur corps est en pleine santé.

Il ne suffit donc pas de vivre sans maladie pour se sentir bien. Pour que l'on s'éprouve en bonne santé, le corps doit être sain *et* silencieux. La santé du corps est nécessaire mais pas suffisante pour jouir de l'impression d'être bien portant. La santé, ce livre entend le montrer, est aussi un état d'esprit. Et les obsédés de la santé sont loin de le posséder. Ils ne réussissent pas à vivre en paix avec leur corps. L'impression de bonne santé se gagne de haute lutte. Les histoires d'anxieux qui vont suivre nous montrent que ce combat pour le bien-être peut être perdu de diverses manières.

Pour les obsédés de la santé, la médecine renforce l'angoisse au lieu de l'apaiser. L'abus de soin est chez eux un symptôme. C'est aussi la cause de leur angoisse. Les traitements inutiles auxquels ils s'astreignent les confinent dans un rôle de malade auquel ils finissent par croire. Ils s'observent et s'écoutent tellement qu'ils se rendent vraiment malades. Ils adoptent un comportement de soin aberrant et dangereux, qu'ils justifient parfois au nom de théories médicales compliquées : « Je prends des vitamines parce qu'un prix Nobel dit qu'on en a besoin. Je ne bois jamais d'eau glacée. Je fais une prise de sang par mois... » Or tous les soins sont chez eux inutiles, néfastes même. Ils n'abordent pas leurs vraies angoisses. « Plus je me soigne, plus je vais mal », disait un homme de cinquante ans habitué des consultations chez son généraliste. Nos anxieux sont pourtant attachés à leurs maladies imaginaires, leurs traitements inutiles. Ils refusent qu'on y touche, qu'on essaie de les comprendre : « Je préfère garder mes petites manies », me disait ainsi un obsédé de la santé. « Je les connais bien. Je les considère comme un porte-bonheur, une protection contre les vraies maladies qui conduisent tout droit à la mort ou à des souffrances terribles. »

Le secret au fond d'une armoire

Ouvrez votre armoire à pharmacie, vous y découvrirez des indices de votre relation à la médecine. Est-elle remplie de médicaments inutiles ? La rangez-vous avec autant de soin que votre bibliothèque : les grands classiques dans le fond (aspirine, sirops et antibiotiques), les nouveautés devant ? C'est en comptant le nombre de « remèdes de grand-mère » gardés au fond de votre armoire que vous pourrez mesurer votre appétit de médecine.

Ouvrez encore votre agenda. Ressemble-t-il à un annuaire de médecine ? Déborde-t-il de noms de praticiens en tout genre, du dentiste au sophrologue ? Collectionnez-vous les adresses de cliniques, de centres de cure, d'esthétique ou de remise en forme, à tout hasard, et dans l'espoir de ne jamais en avoir vraiment besoin ? Et les numéros des différents services d'urgence, les avez-vous recopiés sur un carnet que vous gardez avec vous ?

Poursuivez votre chemin en essayant d'écouter vos angoisses. Pensez-vous souvent aux maux qui pourraient s'abattre sur vous ? Imaginez-vous le pire quand vous-même ou un proche tombez malade ? Quand vous allez bien, restez-vous sur le qui-vive en attendant le pire ? Avez-vous adopté comme maxime de vie : « La santé est un état transitoire et précaire qui ne laisse rien présager de bon » ? Si c'est le cas, vous n'êtes pas loin de l'obsession de la bonne santé. Cette obsession vous fait perdre, vous le savez, beaucoup de temps et d'énergie. Elle pèse aussi sur les comptes de la santé. Dès 1976, les représentants de l'*American Medical Association* déclaraient devant une commission sénatoriale que 60 à 70 % des patients consultant leur médecin généraliste sont avant tout des individus stressés, inquiets à l'idée d'être malades. Aujourd'hui encore, combien de consultations sont motivées par la névrose de la bonne santé ?

Quand l'idée de la maladie se fraie un chemin, elle s'installe pour longtemps. Bien qu'il doute de presque tout, le maniaque du soin est convaincu qu'il ne va pas bien, et il ne changera pas d'avis malgré toute l'énergie que son médecin dépense pour le rassurer. Il a besoin de soins urgents. Le romancier Patrice Delbourg raconte cette frayeur dans *Vivre surprend toujours : journal d'un hypocondriaque* : « Vivre avec son corps comme on coexisterait avec un colis piégé, c'est pire que de conduire une voiture en ignorant le niveau d'huile. » Nos anxieux ne se laissent convaincre ni par les paroles encourageantes, ni par les menaces de leurs proches. Une radiographie ou un examen normal ne les rassure pas non plus. Ils continuent de douter : « N'est-on pas passé à côté d'une maladie grave ? M'a-t-on assez examiné ? » Comme le malade imaginaire de Molière, ils rêvent en secret d'héberger un médecin chez eux pour être soignés à tout instant et consulter à volonté.

Hypocondrie et nosophobie

Si les hypocondriaques et les nosophobes sont deux types d'obsédés de la santé qui s'inquiètent tous de l'état de leur corps, leurs angoisses sont de nature différente. L'hypocondriaque est persuadé – à tort – d'être malade. Il est sûr que l'un de ses organes est atteint. Il insiste pour recevoir les soins qu'il mérite, auxquels il a droit. Il est un bon client (assidu et exigeant) des médecins mais aussi des gourous et autres guérisseurs. Rien de ce qui prétend soigner ne lui est étranger. Il se méfie de tous les praticiens mais il est prêt, dans un étonnant mélange de naïveté et de suspicion, à essayer les nouveaux traitements que ceux-ci lui proposent. Examinant son corps sans relâche, il trouve des anomalies qu'il doit confier sans tarder au spécialiste de la question. Il a une maladie rare pour chaque discipline. Il parle de son dos à son kinésithérapeute, de sa toux au pharmacien et de sa tension au généraliste. Il est souvent persuadé d'être atteint de maladies graves, exceptionnelles, de ces maux extraordinaires qui dépassent les médecins, les prennent en défaut. Il passe donc d'un praticien à un autre, à la recherche de celui qui sera digne de son mal mystérieux. « Mon médecin m'a dit que j'allais bien. Le pauvre, il n'a vraiment rien compris à ce qui m'arrivait », me disait un anxieux hypocondriaque. L'hypocondriaque se comporte en procureur. Il accuse les médecins d'être incompétents, trop légers, incapables de reconnaître ses vraies maladies. Il inculpe aussi un ou plusieurs de ses organes. Il les rend responsables de tous les maux et les traite en criminels. Le procureur affirme : « Il ne doit pas échapper à la sanction méritée. » L'hypocondriaque ne dit pas autre chose quand il s'en prend à son corps. Il se plaint de son poumon, de son cœur, de sa peau, de sa mauvaise circulation sanguine ou de sa digestion. Il tente de convaincre son médecin qu'il a de bonnes raisons d'être inquiet : « Mon foie a l'air innocent, dit-il, mais ne vous fiez pas à sa bonne mine. Mes organes sont des menteurs. Ils cachent leur maladie. »

Les phobiques de la maladie ont une angoisse bien différente : la peur de tomber malade. Ils ne perçoivent pas leur corps comme anormal ou malade, mais ils craignent ce qui pourrait leur arriver. Ils ont l'impression d'être au bord du gouffre. Pour éviter de tomber, ils se protègent. Ils ne se contentent pas des vaccins et des mesures de prévention classiques. Ils rêvent d'être invulnérables. Ils s'inventent leur propre médecine, une sorte de religion personnelle de la bonne santé et de l'hygiène faite de superstitions, de recettes ancestrales. Les nouveaux médicaments qu'ils trouvent sur l'Internet guérissent ou préviennent des maladies qui n'existent pas encore. Leurs plats préférés sont ceux qui évitent le cancer, font perdre du poids ou baisser la tension. Ils militent pour un monde sans microbe, ni pollens, ni pollution. Les maladies vedettes au palmarès de la peur sont les maladies infectieuses. Certains redoutent le sida, d'autres l'herpès ou la tuberculose. Ils se lavent les mains plusieurs fois par jour, désinfectent ce qu'ils touchent et fuient les situations qu'ils croient à risque. Ils choisissent des produits d'entretien qui tuent les microbes et changent de place quand leur voisin de table ou de train tousse. Leur fuite devant la maladie devient un vrai handicap. Ils essaient de se mettre à l'abri d'un danger invisible à l'aide de défenses souvent dérisoires. Ils se plongent dans l'alcool ou les détergents, espérant ainsi échapper aux cancers ou aux infections. Ils ne sont pas, comme les hypocondriaques, obsédés par l'idée d'être déjà malades, mais par une impression de faiblesse ou de fragilité face au risque qu'ils courent. La prévention des maladies est dès lors la principale activité de leur vie. Ils n'osent ou ne peuvent jamais baisser leur garde, craignant qu'à la moindre imprudence les maladies tant redoutées fondent sur eux.

Qu'il soit nourri par la peur de tomber malade ou par la certitude de l'être déjà, le besoin de se soigner devient vite une drogue. À la manière d'un alcoolique qui ne peut pas arrêter de boire, le toxicomane de la médecine ou des médicaments ne parvient pas à cesser de se soigner, de se faire examiner. Il sait que ses consultations sont inutiles, voire dangereuses, mais il ne peut se passer d'un soin de plus. « C'est plus fort que moi », dit-il comme tous les autres drogués. Pourtant, les médecins et chirurgiens, dont il use et abuse, ne guériront qu'exceptionnellement la cause de son mal. Les consultations répétées auront même tendance à renforcer et à entretenir son inquiétude. Ce n'est pas par le corps que se traitera son angoisse.

Peut-on apprendre la bonne santé ?

Ce livre vous propose un pari, presque un défi : essayez de moins vous soigner et vous vous sentirez en meilleure santé. Apprenez à ne consulter votre médecin qu'en cas de nécessité et sachez lui faire confiance quand il dit que tout va bien. En limitant votre angoisse aux situations vraiment dangereuses, vous pouvez retrouver le bien portant qui est en vous. Ce bien portant caché sous la médecine ne demande qu'à revivre s'il n'est pas étouffé par un excès de soins et de précautions. Pour avancer sur le chemin de l'insouciance ou de la « vraie » bonne santé, il faut procéder par paliers. Dans un premier temps, mettre des mots sur ses maux est le passage obligé. L'obsession de la bonne santé, comme la plupart des autres angoisses, se nourrit de silence, de honte et de culpabilité. Repérer sa peur de la maladie, l'accepter, en reconnaître les signes commence à faire tomber la tension. Dans un deuxième temps, il convient de comprendre pourquoi la santé nous obsède. L'angoisse, nous le verrons, a toujours plusieurs causes. Certains ont une conception trop exigeante de la santé. Ils raisonnent en tout ou rien : « Soit je vais parfaitement bien, soit je suis très malade. » Ils sont des perfectionnistes du bien-être. Ils interprètent le signe le plus banal comme l'indice d'une maladie grave. Leur peur se nourrit de raccourcis redoutables : « Mon cœur bat vite, je vais mourir. » Ils vivent ainsi en état d'alerte permanent, dans l'attente d'une maladie qu'ils pressentent comme imminente ou déjà là. D'autres ont la manie de l'anticipation. Ils se préparent au pire. Le pessimisme est leur seule vraie croyance. Ils vivent dans l'attente de la mort.

Il est bien difficile de recevoir une information sur

les risques que nous courons sans céder à la panique. Comment trier ces risques, distinguer ceux qui nous menacent vraiment des dangers lointains ou hypothétiques ? Le journaliste du *Monde* Pierre Georges suggère de résister à la panique contagieuse transmise par les experts : « Il est temps, écrit-il, d'apprendre à manger sans peur ni fantasmes. Sans être allé auparavant choisir notre perpétuelle concession ou signer chez le notaire une donation au dernier vivant, au dernier vif à moitié mort... Et pour le reste, gardons nos vraies craintes, nos vraies peurs, nos vraies précautions, et pas seulement en principes, pour d'autres dangers bien réels ceux-là... Tabac, alcool, route, cancer, sida, famines, épidémies [1]. »

En chemin vers la tranquillité et le bien-être, nous croiserons aussi les réflexions des moralistes. Pour Montaigne, l'homme heureux, celui qui est vraiment en bonne santé, a appris et accepté qu'il peut un jour être malade et même qu'il va mourir. Dans son chapitre « Que philosopher c'est apprendre à mourir » (*Essais*, I, xx), il compare le destin de l'homme à celui des condamnés à mort que l'on mène au supplice. Celui qui a peur de la mort ne s'intéresse qu'au but de la vie, à la fin du chemin. Il ne jouit ni des pays qu'il traverse, ni des repas qu'on lui offre. Celui qui craint la maladie est aussi tourmenté. Il ne profite pas de sa santé, obsédé par l'idée de sa fin prochaine. Que dirait aujourd'hui Montaigne à celui qui s'interdit de vivre par peur du terrorisme, de la maladie de Creutzfeldt-Jacob ou de la pollution ?

1. On trouvera les références bibliographiques complètes en fin de volume.

I

La bonne santé : panorama des obsessions

1

Les nouveaux Faust

« L'animal est instruit par ses organes. L'homme instruit les siens et les maîtrise. »

Goethe,
Maximes et Réflexions

Marvin, Pierre, Catherine et quelques autres vont vous parler de leur santé. Leur corps, leur bien-être sont leur principal sujet de conversation, d'inquiétude et d'intérêt. Leurs moindres gestes révèlent cette obsession. Ils vous serrent la main du bout des doigts pour ne pas attraper de microbes. Ils ferment tous les boutons de leur manteau pour faire barrage aux coups de froid. Leurs poches sont pleines de cachets, de pastilles et autres « petits » traitements. Quand les superstitieux portent un fétiche, eux ne quittent pas les granules à avaler dès le premier frisson pour prévenir la grippe. Sans être dupes de leur efficacité relative, ils s'accrochent à ces remèdes comme à une bouée de sauvetage.

Marvin et ses « collègues » de la santé à tout prix ne consultent pas de psychiatre. Ils trouvent beaucoup plus utile de surveiller leur corps. Leur inquiétude est déplacée, fixée, cristallisée sur un thème précis : « Comment rester en bonne santé et éviter les maladies ? » Leur comportement réalise une sorte de névrose du quotidien à laquelle aucun de nous n'échappe complètement. Le psychiatre français Henri Ey l'avait justement décrite comme un complexe corporel, une peur universelle : « La peur devant le mystère et la fragilité du corps, l'angoisse devant la maladie et la mort nous saisissent tous, aux entrailles... Il suffit d'entendre les conversations quotidiennes de la masse des hommes (et surtout des femmes), il suffit d'observer la séduction qu'exercent dans presque tous les ménages le *Larousse médical,* la chronique médicale de la radio ou des journaux, ou la trouble attirance qu'opèrent les atlas et les musées forains d'anatomie sur l'immense majorité des gens, pour se convaincre que [ce] complexe est universel, pressant et lancinant dans l'humanité entière [1]. »

Nos obsédés de la santé sont des amateurs de médecine et de médicaments à la manière des mélomanes qui apprécient l'opéra. Ils nous parleront de leurs angoisses et aussi de leur science médicale. Ils ont accumulé des connaissances anarchiques mais volumineuses qui font d'eux des spécialistes. La médecine est leur vraie passion d'autodidacte. Les médecins qu'ils consultent admirent leurs connaissances encyclopédiques, actualisées sur l'Internet tous les soirs. Eux, en retour, admirent beaucoup les médecins, même s'ils doutent de leur compétence. Tendez-leur un magazine, ils se précipitent sur les pages médicales. « Qu'y a-t-il de nouveau dans le domaine des maladies ou des médicaments ? » Ils lisent aussi les pages nécrologiques. Ils calculent l'âge des personnes décédées et comparent avec le leur. Combien de temps me reste-t-il à vivre ? De quoi meurt-on ces temps-ci ? Ils se mettent à la

1. H. Ey, « Études psychiatriques », in *Aspects sémiologiques*.

place de celui qui s'est éteint « des suites d'une longue maladie ». Ils imaginent ses souffrances et redoutent de connaître le même sort. Ils trouvent dans cette arithmétique un rien macabre un bref apaisement à leur peur de la mort. Quand ils vous abordent, c'est pour vous parler de leur santé – qui n'est pas bonne –, du climat, qui expose aux maladies, de la pollution, chaque jour plus menaçante. Leur conversation est intarissable mais limitée, on le voit, à ce seul sujet. Ils surveillent le prochain vaccin en attendant le philtre miraculeux qui les préservera de tout mal.

À force de nous parler d'eux, de la vie intime de leurs organes et des risques qu'ils courent, ils finissent par nous lasser sans s'en apercevoir. Intarissables et exaltés à la fois, ils ont une âme de militant. L'obsédé de la santé, les exemples qui suivent le prouvent, a besoin tout à la fois d'être écouté et de convaincre. Il veut vous faire changer de sorte d'huile (« Si vous saviez comme le colza est bon pour le cœur ! »), installer un humidificateur d'air ou un destructeur d'acariens par ultrasons (« Figurez-vous que tous vos éternuements viennent de votre moquette ; vous hébergez sans le savoir des colonies de parasites »), vous propose de l'accompagner en thalassothérapie (« Vous ne vous reconnaîtrez plus après une semaine de bains de boue »). Il veut ramener dans le droit chemin de la santé les criminels insouciants qui prennent la vie à la légère et ne redoutent pas la maladie. Le psychanalyste Edmund Bergler disait des anxieux qu'ils ressemblent à une personne qui porte toujours sur elle un disque et cherche incessamment un appareil sur lequel elle pourra faire entendre son air unique, son disque préféré. Toute personne de l'entourage peut faire fonction de phonographe. Dès que quelqu'un s'approche, l'anxieux déclenche son disque.

L'obsédé de la santé se comporte bien en anxieux. Il vous fait écouter son « disque de médecine » dès qu'il vous rencontre. Il exige de vous patience et acquiescement. Il veut que vous soyez d'accord avec ses trucs et traitements. Si vous voulez lui faire vraiment plaisir, demandez-lui l'adresse de son médecin ou la formule de son sirop. Il sera flatté et rassuré. « Si je ne suis pas tout seul, c'est donc que je n'ai pas tort », se dit-il. Gare à celui qui voudrait dépister l'anxieux qui sommeille en tout obsédé de la santé. Il réagit avec force à toute tentative de « psychologiser » ses problèmes. S'il s'intéresse tant à sa santé, c'est bien pour fuir son angoisse. Son monologue médical remplit une fonction utile. La parole sert à masquer ses vraies pensées. Plus il parle de ses organes, moins il évoque d'autres peurs. La préoccupation abusive pour la santé est ainsi la partie émergente d'un iceberg d'angoisse plus imposant. Elle est la part de souffrance psychique qui reste découverte ou exprimée même chez le névrosé le mieux défendu. Ceux qui n'osent pas ou ne peuvent pas confier leur tristesse, leurs états d'âme, parlent plus facilement de leur santé physique. Ils expriment ainsi des sentiments socialement acceptables. À l'heure où le bien-être est une valeur essentielle de la société, il n'est pas difficile de « somatiser » ses angoisses. La douleur, la fatigue, la peur de la maladie sont des sujets dont on discute facilement. Écoutons Marvin, Maryse et Catherine, ils ont tellement envie de nous parler de leur santé. Ils sont impatients, ils veulent tous nous convaincre.

Les ados du troisième âge : Marvin et sa DHEA

Pour Marvin, être en bonne santé, c'est rester jeune. Sexagénaire sportif, il a tout du bon vivant. Barbu et épanoui, il est recherché pour sa bonne humeur. Depuis sa retraite, Marvin est encore plus actif. Après des années de bons et loyaux services à la SNCF, il veut, selon ses propres termes, « rattraper le temps perdu à travailler ». Il s'est inscrit à des cours de culturisme et de grec classique. Il entretient son corps et son esprit. Il espère ainsi garder la forme, la ligne et une apparence juvénile. « Je veux rajeunir d'un an à chacune de mes années de retraite », dit-il. Sa femme admire son dynamisme mais s'épuise à essayer de le suivre. Elle trouve qu'il ressemble au personnage de Cary Grant dans *Chérie, je me sens rajeunir*. N'a-t-il pas avalé sans lui dire une potion magique qui va le faire retomber en enfance ? Pour résister au temps, Marvin collectionne les fortifiants, les vitamines. Il commande sur l'Internet les dernières pilules miracle pour la mémoire. Tout un rayonnage de sa bibliothèque est consacré au « bien vieillir ». Il connaît les exercices cérébraux qui « gonflent » – si l'on en croit leurs auteurs – les performances du cerveau.

Marvin applique à sa santé le slogan d'une publicité récente vantant les mérites de la Bourse : « Pourquoi accepter d'aller bien quand on pourrait aller mieux ? » Deux dessins, tirés du catalogue des objets introuvables, trônent dans son salon. Le premier représente un sablier antisénescence avec la légende suivante : « Le sable traditionnel remplacé par des cailloux et le temps est DÉFINITIVEMENT arrêté. Recommandé aux personnes qui ne veulent pas vieillir. » Le deuxième objet introuvable est un thermomètre gradué en années, le gérontomètre : « Cet instrument, qui ressemble au thermomètre et fonctionne suivant le même principe que lui, indique non pas la température du sujet mais son âge. »

Marvin surveille avec inquiétude les premiers signes

de la vieillesse. Il est persuadé que le fait de rester jeune est un état d'esprit qui se cultive dans les moindres détails. Il ne s'habille que dans les magasins qui plaisent aux jeunes, fuyant la mode « senior ». Il lit des revues branchées et s'oblige à écouter pendant de longues heures les derniers morceaux d'électro-rap. « Ça me fait un peu mal à la tête, mais ça donne de l'énergie », dit-il. La musique moderne est aussi un moyen de rester en prise avec l'air du temps. Marvin est fier de ne pas avoir les goûts de ses enfants mais ceux de ses petits-enfants. Qu'importe si l'on se moque de sa dégaine. Il préfère être ridicule avec ses T-shirts, casquettes et baskets américains plutôt que d'avoir l'air d'un retraité. À tant vouloir rajeunir, il retrouve, à la retraite, des angoisses d'adolescent. Il passe plusieurs heures devant sa glace, estimant le progrès de ses rides. Les boutons d'acné, eux, ne lui font pas peur. C'est une maladie juvénile. Il se plaint davantage de sa calvitie débutante. Il a peur que tous ses cheveux tombent en une nuit. Il se méfie aussi des shampooings. Ne sont-ils pas trop détergents ? Il s'est renseigné en cachette sur le prix des implants capillaires.

Après avoir essayé la mélatonine, Marvin suit le développement de la DHEA. Il a consulté de nombreuses revues spécialisées dans le « bien vieillir ». Il a déjà fait toutes les prises de sang recommandées avant le traitement. Il apporte les résultats à son médecin et insiste pour obtenir la nouvelle pilule. Il a besoin d'encore plus de tonus, de force, de cheveux et d'énergie. Il est urgent de rajeunir. Marvin met en pratique la blague de Raymond Devos : « J'ai essayé d'arrêter de fumer. J'ai arrêté de boire. Maintenant j'ai trouvé une meilleure solution pour rester en forme. J'arrête de vieillir. »

Après quoi court Marvin ? Après le temps passé bien sûr, et il n'est pas le seul. La retraite, le vieillissement ont réactivé chez lui sa peur de la mort. Edmund Bergler, proche disciple de Freud, avait déjà décrit la névrose de la retraite. Il était intrigué par le comportement de jeunes gens viennois ou nord-américains « organiquement en pleine santé », qui concentraient toute leur énergie dans le but d'obtenir une bonne retraite, subordonnant tout autre intérêt à ce but. À l'heure de la DHEA et de l'augmentation de l'espérance de vie, la névrose de la retraite ne touche pas seulement les jeunes gens oisifs. Elle atteint aussi les hommes d'une soixantaine d'années et au-delà. Ils arrêtent de travailler alors qu'ils sont encore en pleine forme. La retraite apparaît à Marvin comme un défi, un nouveau départ. Il commence la musculation, la gymnastique et les arts martiaux. Nos jeunes retraités ont des angoisses d'adolescent. Ils se demandent ce qu'ils vont faire de leur vie comme s'ils n'avaient encore rien accompli. Les progrès de la médecine sont une arme à double tranchant. Ils augmentent l'espérance de vie et font monter la pression. Rester en bonne santé, mais aussi actif, le plus actif possible, est le seul objectif de Marvin. Le retraité ne s'autorise pas le repos. Tout arrêt d'activité lui rappelle qu'il vieillit. Son temps libre ne le reste pas longtemps. Il doit être rempli, sur-utilisé dans des voyages multiples, des stages, des cours, bref un ensemble d'activités donnant un sentiment d'accomplissement permanent. L'obsession de la bonne santé tient ici une place centrale dans cette débauche d'activité. Marvin veut avoir l'air jeune et accomplir les défis qu'il se lance. Nos névrosés de la retraite doivent tenir le rythme des loisirs qu'ils s'imposent. Ils commencent alors parfois à vivre une sexualité débridée. « À mon âge, tout est permis, sauf perdre du temps », dit le pauvre Marvin.

Les nouveaux retraités ne cherchent pas seulement une existence sans douleur ni maladie. Ils veulent faire reculer les horloges pour battre au tennis des partenaires plus jeunes et mieux entraînés qu'eux. Dévorer la vie devient vite épuisant pour celui qui nie son âge. La recherche de l'hyperactivité et de la jeunesse à tout prix ne laisse pas de répit. Les névrosés de la retraite comme Marvin n'ont en fait aucun projet précis qui leur tienne à cœur. Ils cherchent la forme pour la forme, l'activité gratuite, sans but. Leur objectif est purement négatif : vivre sans repos ni fatigue. Que fera Marvin quand il aura réussi à se modeler une silhouette d'adolescent et des muscles de lutteur ? Il contemplera ses acquis, son « paradis de retraite », et il aura peur de le perdre. Il décuple son énergie mais il ne sait pas à quoi la consacrer.

Par bonheur, Marvin échappera aux complications fréquentes de la névrose de retraite que sont la dépression et l'hypocondrie. Car nombre de ces adolescents du troisième âge, ne sachant pas comment occuper leur temps, vivent sur la corde raide et tombent au premier coup de vent. La moindre maladie augmente encore le risque de dépression. Une sensation de fatigue transitoire ou de perte d'énergie est vécue comme un échec. Nos névrosés de la retraite se reprochent leur maladie qu'ils expliquent par un manque de vigilance ou de préparation physique. Ils pestent contre les douleurs qui les empêchent de profiter pleinement de leur deuxième jeunesse. En cas de maladie, disait déjà Bergler à propos des étudiants viennois, « cette personne est incapable de faire un nouveau départ et demeure un raté et un fruit sec ». Du jour au lendemain, le névrosé de la retraite cesse de lutter contre le temps et le vieillissement. Il considère l'âge comme une fatalité. Toutes les années auxquelles il avait échappé le rattrapent brutalement.

Obsédé par son « paradis de retraite », Marvin ne s'occupe pas seulement de sa santé. Il redoute aussi les changements sociaux qui pourraient mettre son revenu en danger ou le diminuer. Il craint les krachs boursiers qui risqueraient de mettre à mal sa sécurité financière. Il surveille avec angoisse les comptes de sa caisse de retraite. Certains névrosés de la retraite – ce n'est pas le cas de Marvin – vont encore plus loin dans l'économie. Ils caressent l'espoir de faire fortune. Pour cela ils apprennent les principes de la Bourse en s'inscrivant à un club d'actionnaires ou en se branchant sur l'Internet. Les débutants seniors sont pour les financiers des clients prêts aux investissements les plus risqués. Marvin, lui aussi, se verrait bien dans la peau d'un milliardaire après une vie de bons et loyaux services à la SNCF. Mais il reste prudent et ne consacre qu'un quart de sa retraite aux placements suggérés par les spécialistes. Il y voit un jeu avec le destin. Il y cherche aussi un sentiment de protection magique : « Si l'argent me réussit, le reste devrait suivre. Pourquoi ne pas croire aux fortunes tardives ? J'ai quitté l'âge de raison pour celui des petites folies. »

Marvin cherche des conseils financiers. Il est à l'affût des méthodes révolutionnaires qui permettent de rajeunir. La seule aide dont il ne veuille pas est celle des psychiatres et des psychologues. « Ce n'est pas à mon âge, dit-il, que je vais commencer à avoir des états d'âme. Il est trop tard pour que je change ma personnalité ou que je renonce à mes angoisses. » Marvin ne reconnaît pas son angoisse. Il assume sa fuite du temps qui passe comme une attitude active et positive. Il écarte les conseils de ses amis qui lui disent qu'il en fait trop. Il est fier de ses nouveaux muscles comme de son hyperactivité. Il met en avant son énergie comme preuve indiscutable de bonne santé physique et psychique. Quand il consulte son généraliste, Marvin ne se décrit pas comme stressé. Il demande des antalgiques, des décontracturants et des fortifiants.

Avec la DHEA, la quête de Marvin a pris une nouvelle dimension. La nouvelle hormone dite « miracle » lui donne raison. Elle l'installe dans l'illusion de l'éternelle jeunesse. S'il existe un traitement qui retarde les effets du vieillissement, c'est donc qu'il avait raison de surveiller la chute de ses cheveux. Les adeptes de la DHEA forment une sorte de communauté. Ils partagent beaucoup d'angoisses, de la peur du temps qui passe à celle de la mort. Ils forment aussi un groupe de privilégiés, les premiers « toujours jeunes », qui sont aidés par les derniers progrès de la science dans leur combat pour la bonne santé. Les effets physiologiques de la DHEA ne sont pas encore complètement connus. Ses effets psychologiques non plus. On constate que chez Marvin, l'hormone miracle a encore augmenté son angoisse corporelle. Marvin a maintenant deux raisons de se surveiller. Il évalue l'action du temps et celle du traitement. Il attend presque chaque jour une augmentation de ses performances physiques, sexuelles et intellectuelles. Quand elle tarde à venir, il n'est pas loin de se sentir malade. La physiologie – Marvin la connaît bien, il a passé du temps à l'étudier – va dans le sens de ses fantasmes. Les endocrinologues nous apprennent que ce médicament compense les effets de l'âge sur les hormones. Il rétablit l'activité hormonale de la jeunesse.

Mesure-t-on bien les conséquences d'un tel traitement ? S'il se généralise, il n'existera plus de retraite « normale », c'est-à-dire sans traitement. Le temps sera une nouvelle maladie qu'il faudra se résoudre à soigner. Quel retraité ne souhaitera pas retrouver sa jeunesse, aller mieux quand il va déjà bien... ? Celui qui vieillira trop vite sera, au choix, déjà un malade ou encore un imprudent qui ne prend pas assez soin de lui. Au-delà de la pression sociale qui oblige les retraités à rester des adolescents en pleine forme, la demande de DHEA a pour Marvin une signification plus intime. En cherchant la santé et la jeunesse, Marvin fuit une angoisse de son enfance. Il a fini par en parler : sa mère est morte il y a plus de vingt ans d'une maladie d'Alzheimer. Marvin a suivi pas à pas les étapes de sa détérioration. « Pour moi, dit-il, il n'y a pas de vieillesse normale. Celui qui commence à vieillir est condamné à perdre toutes ses capacités. »

Ils ne sont pas nombreux ceux qui, comme Marvin, ont déjà commencé la DHEA. La collaboratrice du professeur Étienne-Émile Beaulieu confiait pourtant au *Monde* sa surprise devant l'ampleur de l'engouement pour la molécule antivieillissement : « Des lettres se sont entassées [à l'Institut du vieillissement] jusqu'à n'en plus savoir, le standard téléphonique est au bord de l'explosion. On n'avait pas prévu tout ça... Ils sont des centaines à avoir répondu à l'appel. Venus des affaires, de l'enseignement, de l'administration, ils sont préoccupés par les mêmes tracas : avoir la peau moins beige, la mémoire moins décatie, la libido plus vaillante. Certains ont été sollicités sur fichiers, les autres ont tout fait pour être sélectionnés : femmes et hommes de soixante à soixante-dix-neuf ans, ils voulaient en être, volontaires pour tester les effets sur les désagréments de l'âge d'un composé hormonal au nom impossible : déhydroépiandrostérone, plus connu sous ses quatre lettres qui résonnent comme une formule magique : DHEA. »

Tout est parti d'une étude menée dans les années

1970 aux États-Unis sur des animaux. Soumis à de fortes doses de DHEA, des rats et des lapins retrouvaient une seconde jeunesse. Ils vivaient plus longtemps et débordaient d'énergie. « Les lapins se mettaient quasiment à danser la java. C'était spectaculaire », dit le professeur Beaulieu. « Les lapins vivaient plus longtemps, développaient moins de cancer, pouvaient avaler autant de graisses qu'ils voulaient en maigrissant, bref, la vision idyllique ! » Rien ne permettait de conclure que les tests étaient pertinents pour l'homme, ajoute prudemment le professeur Beaulieu. Mais c'était trop tard. La rumeur s'était déjà répandue. « On avait presque trouvé le philtre miraculeux, le secret de Faust. On n'allait certes pas cesser de mourir ni non plus rajeunir, mais peut-être au moins vivre sa jeunesse jusqu'à ce que mort s'ensuive. Aux États-Unis, des fabricants de toutes sortes s'emparent de la DHEA et promettent une "fontaine de jouvence", pilule miracle, antidote de l'âge. »

L'aventure de la DHEA pose, au-delà des individus, des questions politiques et sanitaires. Faut-il autoriser ou interdire l'hormone ? Doit-on la rembourser comme un médicament ? Faut-il la considérer comme un fortifiant ? Il n'est pas dans mon propos de répondre à ces questions. Le seul effet qui m'apparaît indiscutable concerne l'angoisse. Les exigences en matière de santé ont encore augmenté depuis qu'un traitement est possible. Les nouveaux névrosés de la retraite réclament plus que le droit à la santé. Ils veulent la jeunesse en attendant, pourquoi pas, l'immortalité. Pour une fois qu'ils trouvent une arme permettant de lutter contre le temps, ils sont décidés à s'en servir. « Même si la DHEA ne me sert à rien, elle me donne l'impression de vivre mieux. C'est suffisant », dit Marvin. Un peu d'illusion n'a jamais fait de mal, sauf si elle renforce l'angoisse.

Engranger encore plus de santé : Maryse la mutante

Maryse n'a que trente-cinq ans. Elle a déjà peur de ne pas en faire assez pour sa santé. Après sa première grossesse, la modification de son corps l'a bouleversée. Elle s'est trouvée, selon ses propres termes, « dilatée et déformée ». Son médecin généraliste lui a confirmé qu'elle avait huit kilos de trop. C'est en courant qu'elle a retrouvé une image acceptable de son corps. Deux heures de course par jour lui ont permis de retrouver rapidement sa ligne. En outre, Maryse s'est aperçue que la course ne l'aidait pas seulement à maigrir. « Quand je cours, dit-elle, je me sens de bonne humeur. Je suis fière de mes performances et de mon corps. Je commence à me plaire, à croire en moi. » Maryse a d'emblée abordé la course à pied de manière scientifique et presque médicale. « Le jogging était pour moi comme un médicament, je voulais trouver la dose idéale, celle qui permet d'être en pleine santé sans se blesser. »

Pour se préparer, elle s'est inscrite dans un club de gymnastique et s'est abonnée à *Jogging international,* « le magazine du plaisir de courir et de la forme ». Elle a acheté tous les accessoires recommandés par la revue : un « cardio-fréquencemètre » attaché au poignet pour mesurer son rythme cardiaque et calculer son « indice de forme ». L'appareil lui indique, en direct pendant l'exercice, combien de temps elle pourra encore courir sans s'épuiser. À la manière d'une jauge d'essence dans une voiture, il marque la quantité d'énergie cardiaque qui lui reste. Le cardio-fréquencemètre calcule aussi le pourcentage de graisse brûlée pendant la course. Deuxième acquisition : un appareil d'électrostimulation pour « sculpter son corps » et continuer à s'entraîner après les courses en contractant ses muscles avec de l'électricité. Troisième achat : un tapis roulant à vitesse et inclinaison réglables pour courir même les jours de pluie. Et enfin, une paire de semelles antichocs évitant les vibrations et reculant le seuil de la fatigue musculaire.

Depuis qu'elle court, Maryse a changé le regard qu'elle porte sur son corps. Elle l'aime plus qu'avant. Elle prend plaisir à le voir fonctionner. Elle observe le développement de ses muscles. Ce changement corporel ne va pas sans quelques bouffées d'angoisse. Maryse se surveille de plus en plus. Elle consulte son médecin et prend chaque semaine sa tension artérielle. Elle ne s'est jamais autant soignée que depuis qu'elle cherche à être en forme. Pour atteindre son idéal de bien-être, elle malmène son organisme, le pousse à bout. Après une séance d'efforts extrêmes, elle le console et le soigne. Elle alterne ainsi les séances de course, de « capillarisation », de « récupération » et de relaxation. Elle a aussi adapté son régime pour « optimiser » sa condition physique. Il s'agit de développer ses muscles tout en continuant à perdre du poids. Elle mélange savamment les sucres lents et rapides, les compléments alimentaires. Elle connaît les taux de protides et de vitamines de la plupart des aliments courants. Après une course, elle peut compenser à la calorie près sa dépense d'énergie. Elle sait à combien de minutes de course correspond un verre de soda. Maryse, depuis qu'elle a commencé à courir, ne se permet aucun écart. Elle a trop peur de gâcher des semaines ou des mois d'efforts à cause d'un gâteau à la crème !

Les effets sur la santé des « traitements » de Maryse

sont paradoxaux. Elle est à la fois malade et en pleine forme. Elle souffre de crampes pendant plusieurs jours après un effort. « Je me fais plaisir en allant au bout de moi-même et puis j'ai mal... Il m'est arrivé de pleurer à la fin d'une course. J'avais tellement mal aux jambes. Mais même dans ces moments-là, je suis heureuse. Je me sens détendue. Je suis rassurée par les sensations de mon corps. J'AI L'IMPRESSION D'EXISTER... » Aux crampes succèdent vite les ampoules et les maux de tête devenus habituels après les trop longues séances d'entraînement. « Quand mon cœur bat à plus de 150 pulsations par minute, j'ai l'impression que ma tête explose. Je ne ralentis pas. Je me suis aperçue que la douleur diminuait avec la poursuite de l'effort. » « À certains moments, dit-elle, je suis en piteux état. J'enchaîne les claquages et les tendinites. » Son mari et son patron – le propriétaire du salon de coiffure dans lequel elle travaille – l'incitent régulièrement à arrêter. « Ralentis ! Tu as retrouvé ton poids de forme », lui dit son mari. Maryse ne tient pas compte de ces mises en garde. Elle continue de courir pour « engranger encore plus de santé ». Les blessures et les douleurs ne la découragent pas. Il lui est même arrivé de risquer sa vie pour rester en forme. Engagée dans le marathon de Paris, elle a couru jusqu'à l'épuisement. Seul un malaise l'a obligée à mettre fin à une course qui l'avait conduite au bord du coma.

Pourquoi Maryse court-elle tant ? Au début elle voulait perdre du poids et retrouver ses muscles. Elle continue parce qu'elle trouve dans le plaisir solitaire et douloureux du marathon un moyen détourné de calmer ses angoisses. Le but de son exercice est proche de ce que Marvin attend de la DHEA. Elle veut se soigner par anticipation, muscler ses cuisses et sa santé. Elle est sûre de rester jeune et active plus longtemps grâce à l'activité physique. La revue *Jogging international* compare la course et la DHEA [1] : la course à pied comme la DHEA augmentent la masse musculaire. Les deux méthodes permettent de lutter contre l'ostéoporose. Elles stimulent les défenses de l'organisme et le système immunitaire. Elles pourraient améliorer la mémoire et le sommeil, réduire la masse graisseuse et prévenir les maladies cardio-vasculaires. Une activité sportive ou une hormone sont donc proposées comme des méthodes de soin à des personnes qui ne sont pas malades. Le bénéfice attendu est une augmentation de l'espérance de vie et un effet préventif sur la plupart des maladies. Pour les coureurs et les hormonophiles, un corps normal ne suffit pas. Ils veulent un organisme insensible à la fatigue, au temps et aux maladies, une sorte de machine idéale, réparable à volonté.

Maryse, elle n'en parlera jamais à personne, trouve probablement dans la course intensive d'autres plaisirs que la satisfaction de son obsession de santé. L'exercice pratiqué de manière intensive peut s'apparenter à une consommation de drogue. La fatigue procure une douce sensation d'ivresse que recherchent les sportifs acharnés et solitaires. Avant l'épuisement complet, ils trouvent un état d'apaisement, qui n'est pas sans rappeler le plaisir sexuel. Comme toute drogue, le sport pratiqué avec acharnement conduit à une escalade des doses. Il faut courir de plus en plus longtemps pour retrouver l'exaltation des débuts. L'organisme se rode. Il s'habitue à l'effort. C'est seulement en battant des records que le coureur accède à de nouvelles ivresses.

1. Numéro de juilllet-août 2001, « DHEA ou course à pied. Laquelle vous fera vivre mieux et plus longtemps ? ».

Maryse, elle nous l'a dit, est heureuse d'observer sur son corps les effets de l'exercice. Elle regarde ses muscles, mesure la circonférence de ses cuisses et de ses bras. Elle admire son corps qui durcit, prend des formes. « C'est, dit-elle, comme si une partie cachée de moi-même remontait à la surface. » Sans vraiment s'en rendre compte, Maryse rêve de devenir une sorte de mutante. Les amateurs de science-fiction connaissent bien ces histoires de transformation corporelle. Le passage de l'homme à la machine est un thème classique de la littérature d'anticipation. Combien de films récents, à grand spectacle et effets numériques appuyés, nous montrent des monstres hybrides mi-homme, mi-machine ? Leurs héros sont des acteurs plus musclés qu'expressifs. Les Rambo, Conan et autres Terminator ont une santé parfaite. Ils sont puissants, indestructibles. Le sociologue Lucien Sfez a créé un nouveau mot – le tautisme – pour décrire l'envie d'être un robot. Cet état tient à la fois de l'autisme (ou repli sur soi-même) et de la tautologie.

Nos tautistes culturistes font saillir leurs muscles en soulevant des haltères. Plus leur corps sera fort, pensent-ils, plus il résistera aux maladies. Les êtres de titanium ne s'enrhument plus. Leur âme en silicone n'est pas programmée pour le chagrin ou le doute. Ils n'ont plus besoin d'aller chez le dentiste ou de se faire vacciner. Ils ne se fatiguent pas. Quand les robots ne vont pas bien, c'est seulement un problème de moteur. Une heure d'atelier suffit à les remettre d'aplomb sur leurs poulies. En cas de grandes maladies, changer quelques pièces détachées fait l'affaire. Maryse serait heureuse de figurer parmi les hommes de fer. En courant, elle aimerait atteindre cet univers de science-fiction. Peut-être y rencontrerait-elle l'un des robots d'Isaac Asimov. Maryse voudrait qu'on lui propose de se débarrasser de son corps trop fragile. Elle l'enlèverait comme un vêtement usé. L'histoire se poursuivrait à la manière d'un film de science-fiction. Elle a été choisie pour sauver la galaxie. Elle hésite quelques secondes et elle accepte l'aventure. Les sportifs ne reculent pas devant les défis. Après une intervention technologique périlleuse, elle se réveille à l'intérieur d'un ordinateur avec un corps tout neuf. Son esprit et sa personnalité, par miracle, ont été conservés. Ils ont été implantés dans le robot. Voilà Maryse devenue immortelle. Elle choisit les souvenirs qu'elle garde et ceux qu'elle envoie dans le vide intersidéral. Ses capacités physiques et psychiques sont décuplées. Sa mémoire est aussi fiable qu'un microprocesseur. « Au prochain marathon de Paris, je serai la seule concurrente en titanium », se dit-elle en souriant [1].

Pour celui qui a su se passer de son corps, la grippe, les accidents et les maladies sont de mauvais souvenirs. Ils datent de l'époque où il était encore engoncé dans son enveloppe charnelle. Écoutons Lucien Sfez nous parler du bonheur des robots : « Vous avez besoin d'un plaisir sexuel ? Vous excitez certains points de votre cerveau qui contiennent l'interprétation des plaisirs sexuels. Même chose pour la nourriture. Vous pouvez aussi programmer les plus merveilleux voyages en Europe ou en Orient. L'imagination des auteurs de science-fiction n'a pas de limite : vous pouvez vous brancher sur des machines à effets spéciaux et imaginer toutes sortes d'aventures. » Nos obsédés de la santé seraient, on le voit, comblés par la robotisation de leur corps. Ils y trouveraient un moyen radical de maîtriser

---

1. Sur le virtuel et la santé, voir P. Queau, « Le virtuel et la vie artificielle ».

les risques. Les robots ne sont pas programmés pour tomber malades. Ils existent dans une zone incertaine entre la vie et la technique. Rêvent-ils de moutons électriques pour chasser leurs insomnies ? « Un jour viendra peut-être, écrivait l'auteur de science-fiction Philip K. Dick, où un être humain qui aura tiré sur un robot sortant des usines de la General Electric verra à son grand étonnement ce dernier verser du sang et des larmes. Et le robot mourant pourrait tirer à son tour sur l'homme et, à son plus grand étonnement, voir un filet de fumée grise s'élever de la pompe électrique qu'il pensait être le cœur battant de l'homme. Voilà qui serait un grand moment de vérité pour tous les deux. »

Le mythe de l'homme bionique qui plaît tant aux obsédés de la santé sort peu à peu du domaine de la fiction. Les neurologues et les électroniciens greffent des neurones sur le silicium des microprocesseurs. Michel Alberganti, journaliste au *Monde*, raconte une étonnante expérience faisant coexister être vivant et technologie. Le cerveau d'une lamproie (vertébré primitif) peut contrôler un petit robot mobile. Des yeux électroniques envoient des informations au cerveau dont les réactions commandent les réactions des roues de l'engin. D'autres chercheurs couplent deux neurones d'escargot à une puce ou utilisent des antennes de mites pour détecter les odeurs. Un professeur de cybernétique américain est allé encore plus loin. Il s'est implanté dans l'avant-bras une capsule de verre contenant un circuit électronique et qui lui sert de télécommande. Son robot interne ouvre les portes et allume des lampes électriques. Il voudrait se greffer d'autres implants pour être le premier homme bionique capable de communiquer avec un ordinateur. Ce savant gentiment dérangé poursuit à sa manière le rêve d'un corps parfait, sans faiblesse ni maladie.

Maryse est, malgré tout, plus prudente. Elle se contente de transformer ses muscles en une « mécanique » bien huilée. Les nouveaux Faust en quête d'immortalité ne signent plus de pacte avec le diable. Ils soulèvent des haltères ou se font greffer des microprocesseurs.

Maniaque de la tranquillité : Catherine crée le vide dans sa vie

Catherine a une conception très originale de la santé. Pour le chirurgien René Leriche, la santé c'est le silence des organes. Pour Catherine, c'est le silence, la tranquillité, dans tous les domaines de la vie. Elle ne supporte pas le bruit ni l'agitation, qui la rendent « physiquement » malade, lui font mal à la tête. Avec sa grande silhouette et ses cheveux blonds très clairs, Catherine n'est pas seulement silencieuse, elle est aussi vaporeuse, transparente. Elle glisse plus qu'elle ne marche. Elle avance, sans bruit bien sûr, retenant ses gestes comme si elle ne voulait pas déplacer trop d'air sur son passage. Elle parle d'une voix douce, cristalline, choisissant des mots au charme désuet. Son attitude calme et sa grâce inspirent le respect autour d'elle. Ceux qui passent près d'elle se retiennent de crier, de parler, presque de respirer. Ses amis d'ailleurs sont à son image, peu bavards, placides et réfléchis. « Quand il y a trop d'agitation, quand une discussion s'anime, devient agressive, je m'en vais », dit-elle. Depuis son enfance, elle fuit les disputes et les chahuts. Au collège, elle refusait de prendre part aux jeux de son âge pour s'abîmer dans la lecture de Jean-Jacques Rousseau. Elle relisait *Les Rêveries du promeneur solitaire* de l'ermite suisse. Aujourd'hui encore, Catherine aime

Rousseau et les promenades solitaires. C'est seule qu'elle parcourt les rues de Paris – « une ville bruyante mais où je suis bien obligée de vivre ». Les quais de la Seine sont sa destination préférée. Elle joue à se faire peur en marchant au ras du fleuve. Elle s'y croit au bord de la mer. Entre deux bateaux-mouches, les yeux fermés, son plaisir est sans partage. Après une promenade silencieuse, il lui arrive de rentrer chez elle et de mettre une cassette vidéo. Elle coupe le son de sa télévision et regarde les images d'un ou deux films qu'elle connaît par cœur : les déserts de *Lawrence d'Arabie* ou les océans du *Grand Bleu*.

Ses autres loisirs sont des sports doux et relaxants, allant du yoga à la gymnastique aquatique. Même ses voyages doivent l'apaiser. Elle opte pour des destinations lointaines propres à la méditation. Elle passe une semaine seule dans le désert du Sinaï avant de se recueillir un mois dans un monastère catholique. Elle veut essayer le Tibet et s'initier à la sagesse orientale. En Californie, elle s'intéresse aux *health addicts,* ces drogués de la santé qui vivent en secte. S'il n'y a plus de place au séminaire de pensée positive, elle restera chez elle pour faire brûler de l'encens et apprendre à respirer par le ventre. Elle profitera de son intérieur « zen » peint tout en blanc, une couleur reposante pour les yeux et l'esprit. Ses disques vont eux aussi dans le sens de son obsession. Après la cithare indienne, elle se soigne au Debussy sur les conseils d'une amie férue comme elle de « musique tranquille et planante ». Elle écoute en boucle les *Estampes* et les *Images* de Debussy vibrer sous les doigts d'Aldo Ciccolini.

Catherine croit encore au pouvoir des couleurs sur la santé. Elle porte des vêtements aux tons pastel, de préférence des bleus très clairs, « reposants comme le ciel ou la mer », dit-elle. Elle évite le rouge et les couleurs fluorescentes qui pourraient l'angoisser, perturber son harmonie intérieure, lui envoyer de mauvaises ondes. Elle pense s'offrir un chat, parce qu'elle a appris dans un guide du bien-être les bienfaits d'un animal dans une maison. Elle redoute cependant les cris du chat, les mauvaises odeurs et surtout les allergies. Elle est intéressée par une brève information parue dans *Le Monde* : « Les propriétaires n'auront plus à se gratter grâce au "chat anallergique" mis au point par le professeur Xiangzhong Yang, spécialiste du clonage au centre de biotechnologie de l'université du Connecticut. » S'il était muet et sans griffes, ce serait encore mieux.

Les repas du soir obéissent à un rituel immuable. « Si je me presse ou si je dîne au restaurant, je suis malade le lendemain et je n'arrive pas à digérer », dit-elle. Regardons Catherine préparer son dîner. Elle allume une ou deux bougies, fait brûler du parfum et s'installe devant un bol de riz blanc. Elle mange avec des baguettes en mâchant longuement chaque grain – « C'est bon pour les dents et pour l'esprit de mâcher longtemps ». Après le riz, le menu est composé d'aliments garantis naturels, le plus souvent des légumes biologiques cuits à la vapeur. Catherine s'est interdit les conserves et aussi les excitants de toute sorte. Elle a supprimé le café puis le thé et même les oranges le soir parce qu'elles contiennent trop de vitamine C. Adepte des médecines douces (le mot doux la rassure déjà), elle essaie les tisanes, les bains moussants et les crèmes qui promettent un effet « anti-stress ». Elle y ajoute des huiles essentielles pour « décontracter » les muscles. Les seuls traitements dont elle se méfie sont les médicaments tranquillisants vendus en pharmacie. « J'aurais l'impression de me droguer. J'ai peur des effets sur le cerveau et des risques de dépendance », dit-elle. « Je veux me calmer avec des méthodes naturelles, sans l'aide de la médecine ou de médicaments. »

Quelle place, vous demandez-vous, reste-t-il dans sa vie pour une relation sentimentale ? La réponse est tragiquement simple : aucune. La plupart de ses amis ont fui devant ce qu'ils jugent être des « manies bizarres ». Certains hommes, malgré tout, ont voulu s'installer chez elle. Ils espéraient vivre avec elle. Catherine se souvient encore de l'étudiant qui l'a demandée en mariage. Elle s'est toujours dérobée mais elle est restée pour lui une amie fidèle. Catherine s'est maintenant habituée à la solitude. Elle y trouve du plaisir, de l'apaisement. Vivre avec un homme troublerait le subtil ordre de son existence. Elle se sentirait malade si elle devait renoncer aux deux heures de méditation ou de détente qu'elle s'offre chaque soir dans le silence et l'obscurité absolus. Elle dépense tant d'énergie à préserver sa santé et son calme... Elle n'est pas prête à y renoncer pour un homme. « J'ai l'impression, dit-elle, que la vie de couple n'est pas faite pour moi. Cela ferait trop de bruit, trop de conflit. Ma santé n'y résisterait pas. Et si j'avais des enfants, ce serait encore pire, des soucis et des cris. »

Catherine ne veut pas non plus posséder une maison. Elle aurait l'impression d'alourdir sa vie. Elle préfère déménager souvent sans s'installer vraiment dans les lieux qu'elle loue. Elle a conclu une sorte de pacte avec elle-même. Elle ne garde qu'une grande cantine en fer dans laquelle elle entasse toutes ses affaires. Elle jette ou donne ce qui ne rentre pas dedans. « Je dois pouvoir être prête à déménager sans l'aide de personne, d'un jour à l'autre si j'en ai envie », dit-elle. Par fidélité au « pacte de la cantine », Catherine ne garde aucun livre. Elle en achète plusieurs par semaine et s'en débarrasse dès qu'elle les a terminés.

Malgré son goût du calme, Catherine a fait des études de médecine. Elle raconte avoir souffert pendant les fêtes auxquels elle était obligée d'assister à l'hôpital. Les cours en amphithéâtre la gênaient aussi. Elle préférait le silence glacé de sa chambre d'étudiante. Dès qu'elle a obtenu son diplôme, elle a refusé de s'installer, d'ouvrir son propre cabinet. Elle craignait trop, une fois encore, de perdre sa liberté, de s'alourdir. Après trois années de remplacements, Catherine a trouvé un emploi de rêve pour elle. Elle travaille dans une institution destinée aux enfants sourds-muets. Elle a appris le langage des signes en un temps record. Avec une patience qui n'est jamais prise en défaut, elle se consacre aux jeunes enfants régulièrement en proie à des crises de nerfs. Elle aime la compagnie de ces malades qui le lui rendent bien. Les jeunes patients refusant tout contact avec d'autres médecins viennent s'asseoir à côté d'elle. Pour la première fois de sa vie, elle a accepté de se fixer dans un emploi.

Catherine s'épuise ainsi autant que Maryse avec ses marathons. Toutes deux tentent de contrôler ce qui ne peut l'être. Éviter l'angoisse, organiser son existence selon le principe du calme absolu impose une extrême tension. Catherine se tient constamment sur ses gardes. Par peur de l'angoisse, elle s'y enferme. Tétanisée à l'idée d'affronter la moindre tension, elle se lance des défis. Elle bat en secret des records de vide intérieur, de silence et de solitude.

Dans son livre *Les Voies de la régression*, le psychanalyste Michael Balint décrit le destin de ceux qui, comme Catherine, se replient par obsession de la santé. Il oppose deux types de caractère : les amateurs de frisson et ceux qui préfèrent la sécurité. Les uns apprécient les fêtes foraines, les grands huit et les manèges à sensations fortes. Les autres redoutent tout ce qui donne le vertige. Ils ne supportent que le silence et la monotonie. Nombre d'anxieux se protègent ainsi en fuyant ce qui fait du bruit ou met du désordre dans la vie. Ils choisissent un métier, un compagnon et des loisirs qui les détendent ou les rassurent. L'obsession de la tranquillité et de la bonne santé les guide sans cesse. Balint les appelle des ocnophiles. Le mot vient du grec *okneo,* « s'accrocher à », « se rétracter ». Les ocnophiles aiment s'accrocher. Ils s'accrochent à leur santé, à leurs habitudes, à leurs principes. Ils sont des êtres de routine fuyant la nouveauté et les surprises comme des dangers. La monotonie les émerveille. La musique de leur vie se joue sur une seule note. L'ocnophile se conduit comme un enfant qui ne saurait nager que d'une bouée à une autre. Quand il joue au football, il garde la balle trop longtemps. Lorsqu'il conduit, il se sent obligé de raser le trottoir ou de rester derrière un camion qui roule au ralenti. S'il fait du ski, il n'ose pas se pencher en avant autant qu'il le faudrait. Au moment de sauter, il donne l'impression d'être collé au sol. Il peut prendre des risques, malgré lui, par excès de prudence. Hésiter trop longtemps avant de traverser une rue est parfois aussi dangereux que de passer en courant.

L'obsédé de la tranquillité ressent une peur paralysante dès qu'il n'a plus à portée de main ses grigris, ses objets ou ses personnes « anti-stress ». Pour Catherine, le rituel des repas, l'appartement blanc immaculé sont des protections dont elle ne peut se passer. D'autres anxieux expriment leur besoin de sécurité en se confiant à un médecin. Ils l'utilisent à leur manière, comme une sorte de directeur de conscience ou un confesseur. Ils lui demandent son avis avant toute décision importante. « Un homme qui se noie s'accroche même à une paille », écrit Balint. L'ocnophile cherche donc des pailles partout. Sa famille, ses amis, ses collègues, son médecin peuvent tenir ce rôle. Quand les personnes protectrices lui font défaut, il se rabat sur les objets. Sa croyance dans leur pouvoir tient de la superstition : « Le bleu me porte chance... » Il espère que « son » objet fétiche, humain ou matériel, se collera à lui, ne l'abandonnera pas dans les moments difficiles. Il sera ainsi protégé d'un monde qu'il trouve trop dangereux, trop rapide. « Tant que je vis avec X ou Y ou que je suis mon régime macrobiotique, se dit-il, il ne peut rien m'arriver. » Si nos ocnophiles, Catherine la première, ont tant besoin de fétiche, c'est qu'ils s'inquiètent par anticipation. À la manière des habitants des villes fortifiées, ils dressent des remparts autour d'eux. Ils se préparent aux assauts qu'ils perçoivent comme imminents. Leurs défenses sont pourtant des lignes Maginot ; elles ne sont pas placées au bon endroit ou bien cèdent à la première épreuve. Elles ne font que les piéger dans une attente de la mort ou de la maladie.

L'angoisse de Catherine peut aussi être comprise comme une forme d'omnipotence impuissante. Catherine est omnipotente dans son envie de tout contrôler, de tout prévoir. Elle est impuissante parce que ses mesures de protection sont régulièrement inutiles. Elle passe sa vie à tisser une cotte de mailles qui n'arrête aucune épée. Ce qu'elle essaie d'organiser finit par lui échapper. Elle veut être prête à partir à tout moment, ne gardant dans ses valises que le strict minimum. Mais elle est beaucoup trop anxieuse pour voyager. Elle refuse les relations affectives qu'elle ne pourrait maîtriser. Elle n'en souffre pas moins de la solitude. Tel est le destin de l'anxieux. Il soulève un rocher trop lourd pour lui et le voit retomber dès qu'il cesse son effort. Catherine s'abandonne à ce qu'elle redoute. Elle apprend à apprécier ce qui lui fait du mal. Le masochisme n'est jamais bien loin. Les philosophes moralistes l'avaient bien dit : les hommes et les femmes les plus vertueux aiment souffrir. Ils ont horreur de ce qui les tente et ont envie de ce qui les tourmente. Ils prennent goût à la privation et tombent amoureux de leur souffrance. Catherine a donc fini par nouer une relation de complicité avec son angoisse. Elle lui est liée par un pacte secret. « Je sais, dit-elle, que je me replie trop sur moi-même. Mais pourquoi changer de style de vie tant que je vais bien ? » Les contraintes qu'elle s'impose la gênent et la rassurent à la fois. Elle tire de ses rituels impossibles une satisfaction obscure, presque une fierté. Elle parle de ses séances de méditation comme d'habitudes qu'elle ne veut pas perdre. Elles occupent sa vie, lui donnent un sens. Elles comblent son besoin de sécurité et aussi son désir plus caché de se faire du mal. Catherine ne déteste pas se faire plaindre, adopter une position de victime.

D'où viennent les angoisses de Catherine ? De son enfance probablement. L'enfant, on le sait, est le père de l'homme et l'enfance est souvent la mère de toutes les angoisses. Si Catherine veut comprendre ses obsessions et les surmonter, c'est son passé qu'elle devra rencontrer. Accompagnée d'un psychothérapeute, elle pourra retrouver ses peurs anciennes. L'enfance de Catherine a été marquée par la peur de l'abandon. Elle pleurait quand ses parents s'éloignaient, refusant de rester seule. Elle s'agitait, criait. Elle avait l'impression d'être trahie à chaque séparation. Catherine ne peut toujours pas supporter la solitude. C'est pour cela qu'elle vit seule. Si aucun homme n'entre dans sa vie, aucun n'en sortira non plus. Son besoin de se protéger, sa peur de la douleur sont des compagnons jaloux. Ils chassent tous ceux qui s'approchent d'elle, les découragent, les rabrouent. Les anxieux ont, comme Catherine, tellement peur de tomber dans le vide qu'ils se cramponnent à toutes les cordes, même à celles qui les étranglent. Chacun choisit la sienne. Catherine boit des tisanes, mange du riz blanc et s'habille de bleu clair. D'autres s'obligent à exercer un métier qui ne leur plaît pas. Ils passent leur vie avec un homme ou une femme qui n'est pas leur genre. Ils consultent des médecins en qui ils n'ont pas confiance.

Le complexe de Don Juan

Pierre se présente comme un « homme à femmes ». Il porte beau ses cinquante ans et ses costumes italiens gris perle. Il est séduisant et il le sait. Ses gestes comme ses paroles emportent la conviction. « Mon métier, dit-il, c'est de plaire. Depuis le temps que je travaille comme délégué médical, je sais m'adapter aux situations les plus difficiles. Je reste souriant même quand on me fait attendre, qu'on m'éconduit. Je sais aussi détecter les petits signes de lassitude dès que je suis trop long. » Pierre continue à parler de son métier de délégué médical. Il est drôle, sympathique, enfilant une anecdote après l'autre. Insidieusement, les premiers stigmates de l'angoisse se font jour alors qu'il continue de parler. Il rajuste son nœud de cravate, le serre puis le desserre. Ses mains se couvrent de sueur. Elles tremblent légèrement. Une petite flaque de transpiration se forme, goutte à goutte, sur mon bureau. J'hésite à interrompre ce patient.

En l'écoutant, je me pose des questions. Qu'attend-il de cette consultation ? Que vient-il chercher ? Qu'a-t-il à dire ? Pierre continue à raconter ses histoires de délégué médical. Il va presque raconter de bonnes blagues, quand brutalement il s'interrompt. Il change de ton. Il me regarde dans les yeux et dit : « Vous êtes le deuxième psychiatre que je rencontre. Le premier, c'était déjà pour une histoire de femmes. J'avais dix-huit ans et je souffrais d'éjaculation précoce. Aujourd'hui, je veux du Viagra [1]. Mon généraliste m'a donné son accord à condition que je prenne l'avis d'un psychiatre avant. J'ai l'impression de vous faire perdre votre temps... surtout que ma décision est prise. Si mon médecin ne me fait pas d'ordonnance, je l'achèterai aux États-Unis sur l'Internet. »

Pour Pierre, la santé dépend de la sexualité. Il a des principes très stricts dans ce domaine. « Celui qui a moins de deux relations sexuelles par jour est un impuissant ou un malade », dit-il. Le sexe est une obligation. Quand il n'a pas de partenaire, il se masturbe pour « garder le rythme et rester en forme ». Chaque relation sexuelle le rassure et le conforte dans l'idée que son corps fonctionne normalement. Il redoute la panne sexuelle comme le premier signe d'une grave maladie. « Je sais que le jour où cela arrivera, ce sera le début de la vieillesse, le premier pas vers la maladie. Mon corps aura commencé à me trahir. » Il veut garder sur lui une boîte de Viagra, à titre préventif, en espérant ne pas en avoir besoin. Il ne fait pas confiance au médecin qui tente de le rassurer. « Il me dit que j'ai une sexualité normale... Si je devais attendre d'avoir des problèmes pour me soigner, ce serait trop tard ! » Pierre n'écoutera pas les paroles rassurantes de son psychiatre ni de son médecin généraliste. Il prendra quelques comprimés de Viagra pour « essayer d'aug-

1. Viagra est une marque des laboratoires Pfizer.

menter son tonus sexuel ». Il traite ou tente de traiter ses multiples angoisses avec un médicament.

Pour un anxieux comme Pierre, la sexualité ne va jamais de soi. Il doit lutter pour atteindre un état de satisfaction sexuelle. Une personne « normale », dit le psychanalyste Otto Fenichel, voit son désir se calmer quand il a été satisfait. Après chaque relation sexuelle vient une phase de détente et de mise en sommeil du désir. Les anxieux ne peuvent accéder à cette étape. Ils sont « orgastiquement impotents ». Pierre cherche avant tout la performance sexuelle. Il compense la qualité de sa vie sexuelle par une course à la quantité. La sexualité, dès lors, représente un défi. Pierre souffre du « complexe de Don Juan ». Il collectionne les partenaires. Chaque nouvelle conquête l'apaise pour un temps et le console. Avec les femmes, il cherche à se rassurer sur ses capacités. « Tant que je plais aux femmes, c'est que je vais bien », se dit-il. Après l'amour revient la tristesse. La dépression et l'obsession de la santé réapparaissent. Don Juan a besoin de nouvelles conquêtes. Il repart en chasse. Pierre note sur son agenda électronique la liste de ses conquêtes, qui s'allonge avec la prise de Viagra venant à la rescousse d'une nature défaillante. Il ne comble pas le sentiment de vide ni ne traite la peur cachée qui l'habite.

« L'identité vitaminique » de Florence

Florence, malgré ses 130 kilos, est une spécialiste des régimes. « À l'école, je mangeais ce que je voulais sans prendre de poids. C'est à l'adolescence que les problèmes ont commencé. J'avais besoin de me remplir, de me servir deux fois de suite. Je n'étais pas rassasiée. Je suis devenue, en quelques années, une femme forte. Plusieurs essais de régime m'ont piégée dans un mouvement de yo-yo. Mon poids monte et descend. À chaque aller-retour, je prends une dizaine de kilos que je ne reperds pas. » Depuis l'âge de trente ans – elle en a quarante aujourd'hui –, Florence a renoncé aux régimes amincissants.

Elle veut désormais manger sainement. Elle entre dans le magasin bio de son quartier et se laisse tenter par toutes les nouveautés : du concentré de myrtilles pour les jambes lourdes, du houblon contre le stress au travail, du ginseng et de la gelée royale pour l'énergie. Sa journée commence avec « les céréales de la mémoire », un mélange de blé et de malt qui décuple les capacités intellectuelles. Elle ajoute du collagène pour rester souple et des algues pour reminéraliser ses os. Elle filtre l'eau dans un « broc biologique » pour en chasser le calcaire et les impuretés. Elle choisit des glaces ou des gâteaux sans colorants ni additifs. Après avoir lu un dossier sur les allergies alimentaires, elle a décidé de ne plus manger d'aliments nouveaux, craignant de révéler brutalement une allergie jusque-là silencieuse. L'annonce de la mise sur le marché d'aliments transgéniques a décuplé son angoisse. Elle se demande si un légume à base d'OGM pourrait modifier ses propres chromosomes. Elle se voit déjà transformée en mutante après s'être régalée d'un épi de maïs transgénique.

Florence refuse aussi la viande. Elle a peur du Creutzfeldt-Jacob et de la tremblante du mouton. Elle redoute encore la grippe du poulet. Le poisson ne lui inspire pas confiance depuis qu'elle sait que les saumons peuvent contenir de forts taux de mercure. Elle hésite devant les produits en conserve et les surgelés. « Je suis rassurée parce que ces produits sont bien contrôlés. Mais ils ne sont pas assez naturels. » Florence suit avec intérêt une mode qui vient des États-Unis : la *straight life*. Ses adeptes s'imposent un régime végétalien particulièrement rigoureux. Ils ne mangent ni viande, ni aucun autre produit d'origine animale comme le lait ou les œufs. Florence ne croit plus vraiment à ce régime miracle. Elle prend au goûter, sans trop y croire, une tasse de thé « taille de guêpe ». Les effets tardent à se faire sentir. Quand elle maigrit, elle s'inquiète autant que lorsqu'elle prend du poids. « Je sais que c'est absurde, dit-elle, mais j'ai l'impression que mon cerveau se vide ou que mes muscles s'atrophient. » Elle contrôle encore son taux de cholestérol. Bien qu'il ait toujours été normal, elle fait deux « check-up » par an. Florence voudrait connaître la composition exacte de son organisme, doser toutes les vitamines pour choisir ses aliments de manière scientifique. Quand elle a trop de doutes, elle s'offre une consultation personnalisée de nutrition dans sa boutique macrobiotique. Elle veut savoir si son régime est bien le meilleur. Entre deux consultations, elle collectionne les livres de diététique. Elle a récemment découvert son « identité vitaminique » à l'aide de savants calculs.

Il lui arrive de boire plusieurs litres d'eau par jour, pour éliminer les toxines. Elle aspire à la pureté des volcans promise par la publicité. « Je bois sans soif pour me purifier, régénérer mon organisme. J'ai l'impression de sentir l'eau passer à travers mon corps. Je sens mes cellules plus propres, plus souples. » Après une cure d'eau, elle a besoin de s'assécher, de se concentrer. Florence ressent de véritables nausées devant les plats trop gras ou « contaminés » comme la viande. « Je ne pourrais pas me forcer, ces aliments me dégoûtent. » Son dégoût peut être compris comme un mécanisme de défense archaïque. Elle se conduit comme un nourrisson qui refuse les aliments en faisant comprendre : « Ce n'est pas mangeable. » Ce qui nous dégoûte, les psychanalystes nous l'ont appris, peut aussi être ce que nous désirons sans nous l'avouer. Le désir se transforme en son contraire. L'envie est refusée, interdite, cachée par le dégoût : « Non seulement je ne veux rien accepter dans mon corps, mais encore je veux cracher ou vomir quelque chose hors de mon corps. » Florence a parfois honte de ses manies alimentaires. Elle voudrait essayer de manger « normalement », des plats en sauce et de la viande. Mais elle souffre de la « phobie de l'interruption ». Elle a peur de changer de comportement, d'arrêter de se soigner. Elle croit en son régime comme à un porte-bonheur, un fétiche qui éloigne le mauvais sort et le risque de maladie. Elle sait que ses précautions sont excessives mais elle n'est pas certaine qu'elles soient complètement inutiles. Les habitudes s'installent dans la peur et persistent à cause du doute mêlé à la force de l'habitude.

Florence se soigne en mangeant, non pas en faisant des régimes mais en mangeant autrement. Cette tendance à la *nutrition thérapeutique* est une forme actuellement en vogue de l'obsession du soin. « Dans les pays industrialisés, dit Guy Paillotin, président de l'Institut national de recherche agronomique, on attend aujourd'hui de l'alimentation bien autre chose qu'un simple apport de calories. On espère, et de nombreuses voix autorisées nous encouragent dans ce sens, qu'elle nous maintiendra en forme, qu'elle répondra à des besoins spécifiques (enfants, femmes enceintes, sportifs, personnes âgées...), qu'elle nous garantira une vieillesse autonome et heureuse, qu'elle jouera enfin un rôle préventif contre diverses pathologies (maladies coronariennes, cancer...). » Cette utopie de la nutrition idéale est entretenue par la publicité. Le consommateur ne se contente pas d'aliments sains ou naturels. Il veut des plats qui soient aussi des médicaments. Le fait de manger devient un acte médical. Le nouveau gourmet ne dit plus « J'aime » mais « C'est bon pour moi ». À partir de quelques études, dont la valeur scientifique est souvent douteuse, il attribue à un composant ou à un aliment des vertus bénéfiques. Il passe des hypothèses à la certitude. Guy Paillotin prend l'exemple du vin. Quelques études épidémiologiques ont laissé penser que le fait de boire modérément évitait les maladies cardiaques. Dans le même temps, un excès de vin peut conduire à la dépendance et à la cirrhose. Comment les obsédés de la santé appliquent-ils ces résultats ? Certains boivent un ou deux verres de vin par jour. D'autres consomment des extraits de vin supposés contenir la molécule magique qui protège le cœur. Ils médicalisent la question et oublient au passage le plaisir de boire un bon vin. Pour le président de l'Institut national de recherche agronomique, cette utilisation du vin comme médicament est aberrante. Le plaisir de boire est aussi important que les effets moléculaires objectifs : « De nombreux neurobiologistes suggèrent que c'est peut-être le plaisir, le plaisir contrôlé qu'on prend en buvant du vin à plusieurs, dans un cadre agréable, qui peut être la source des bienfaits attribués à cette boisson. » Florence, elle aussi, a oublié les plaisirs de la table. Son seul plaisir est d'essayer d'éloigner le risque de maladie au bout de sa fourchette !

2

Pourquoi la santé devient-elle une obsession ?

« Le chagrin qui ne passe pas par les larmes fait pleurer d'autres organes. »

Henry Maudsley,
anatomiste anglais du XIXe siècle.

La peur de la mort

Pourquoi Marvin, Pierre et Catherine se soignent-ils tant ? Parce qu'ils ont peur de la mort. Mais, pensez-vous certainement, cette explication est un peu courte. Qui d'entre nous n'a pas peur de la mort ? La peur de mourir est la plus banale qui soit. Elle assaille celui qui se rend compte qu'il n'est pas éternel et que ses proches ne le sont pas non plus. C'est-à-dire chacun de nous. La vie, dit à peu près Woody Allen, c'est désagréable, angoissant, c'est trop long et en plus il n'y en a jamais assez. Bien que tous les mortels soient inquiets devant la perspective de la fin de leur existence, ils ne deviennent pas tous des drogués de la consultation inutile. Pour qu'apparaisse la névrose de la bonne santé, il ne suffit pas d'avoir peur de la mort. Il faut aussi transformer son angoisse, la rendre névrotique.

« Science sans conscience n'est que ruine de l'âme »

La transformation de l'angoisse se fait en plusieurs étapes que nous allons essayer de décrire. Tout commence par un intérêt, en apparence anodin, pour la médecine, le soin, la prévention. C'est en surveillant l'actualité médicale que l'on conçoit les premiers doutes sur sa propre santé. Laissons Florence nous raconter ses achats de livres médicaux : « J'étais une adolescente complexée, trop “forte”, disait-on à l'époque pour ne pas dire obèse. L'un des médecins généralistes que j'ai consultés m'a encouragée à essayer d'étudier le calcul des calories, les bilans d'énergie pour apprendre à mieux manger. J'ai suivi ses conseils à la lettre. Pendant plusieurs mois j'ai dévoré... en plus des gâteaux, tous les livres de médecine de ma bibliothèque. J'ai commencé par les traités de nutrition, puis je me suis fabriqué une culture sauvage. Rien de ce qui était médical ne m'était indifférent. Je choisissais des lectures bonnes pour la santé. Je lisais des titres impossibles qui me faisaient rêver : *Comment vaincre la maladie par la force de l'esprit*, *La Santé par le régime préhistorique* ou *L'Équilibre par l'hypnose.* » Aujourd'hui encore, Florence lit des traités de diététique et de bien-être. Elle programme ses lectures comme ses repas. Elle ne mange pas ce qu'elle aime, elle ne lit pas non plus ce qui la distrait ou lui plaît. Si elle le pouvait, elle pèserait les pages comme elle pèse les calories. Florence achète ainsi les guides qu'elle trouve dans les magasins macrobiotiques, entre des sachets d'algues et de la laitue des mers garantie sans colorant. Elle n'est jamais rassasiée : aucun régime ni aucun livre ne comble sa faim ni sa peur de manquer.

Florence n'est pas la seule à s'intéresser aux livres médicaux. Presque tous les autres obsédés de la santé apprennent l'inquiétude en lisant. Je n'ai jamais terminé une consultation avec un hypocondriaque – qui croit être atteint d'un mal qu'il est le seul à comprendre – ou un nosophobe – qui craint à chaque instant de tomber malade – sans qu'il ne me donne un cours de « vraie » médecine à sa façon. Il m'explique que je ne vais pas forcément accepter ce qu'il va me dire, tant ses connaissances et ses conceptions sont originales. Il s'ensuit un exposé mêlant les résultats de recherches récentes trouvées par hasard et adaptées à son cas personnel. L'un de mes anxieux commençait toutes ses explications par une sorte de défi : « Quoi qu'en disent les médecins, je suis le seul à vraiment comprendre ce qui m'arrive. »

Pourquoi les anxieux que je rencontre tiennent-ils à m'apprendre la médecine et à me convaincre du bien-fondé de leurs théories ? Parce qu'ils veulent être traités par leur médecin non seulement comme des malades mais aussi comme des collègues. Ils attendent un statut intermédiaire entre celui du patient – ils n'aiment pas ce mot, impatients comme ils le sont –, de l'ami – ils espèrent le devenir – et du collègue – ils en savent autant que moi et entendent le prouver. Les anxieux cherchent ainsi dans les traités de prévention comme dans les livres scientifiques des arguments pour être leur propre médecin. Ils attendent de la médecine des explications mais surtout des recettes faciles à appliquer. Ils voudraient trouver des moyens simples pour se détendre, aller mieux, résister au stress ou à la fatigue. Leurs lectures spécialisées, on peut s'en douter, les déçoivent régulièrement. Elles ne leur donnent pas les réponses attendues. Pire, elles insinuent le doute dans leur esprit. Elles suggèrent au futur obsédé de la santé – à ce stade il n'est encore qu'un amateur éclairé de science – qu'il est imprudent, qu'il ne se surveille pas assez. C'est en changeant son comportement, en voulant se conformer aux conseils de santé trouvés dans les livres que notre curieux intéressé par la médecine bascule dans la véritable obsession. L'angoisse le rendant confiant, il applique les régimes, les exercices de gymnastique ou de respiration qu'il croit bons pour sa santé.

Après avoir expérimenté sans résultat nombre de guides de bien-être, Florence continue d'arpenter les bibliothèques pour y trouver LE livre, celui qui contient le secret définitif de la bonne santé, qu'elle refermera en se disant : « C'est bien sûr, pourquoi n'avais-je pas trouvé plus tôt ces solutions ? » En chemin vers le livre magique auquel on n'arrive jamais, Florence trouve des traités de philosophie et de morale. Elle rencontre Montaigne qui lui apprend « que philosopher c'est apprendre à mourir ». Le sage auteur des *Essais* lui propose une forme de résignation tranquille et jubilatoire : « Tous les jours vont à la mort, le dernier y arrive », écrit-il. Florence aimerait faire siens ces préceptes de bon sens. Mais quand la peur de la maladie la prend, les phrases de sagesse, les résolutions ne lui sont plus d'aucune utilité. Elle a besoin d'être soignée par de vrais médecins avec de vrais médicaments. Que ferait-elle d'un livre en vieux français dans ces moments-là ?

Nombre d'autres livres apaisent celui qui craint la mort, par des voies détournées. C'est le cas des écrits de médecins célèbres. Il n'est pas rare que les anxieux m'en conseillent la lecture. « Vous devriez lire *L'Odys-*

sée de la greffe cardiaque ou *La Victoire sur le sida.* » Ils me suggèrent ces livres avec une pointe d'agressivité dans la voix, me reprochant à demi-mot de ne pas faire autant de miracles que les vrais sauveurs de l'humanité. Ils me font comprendre qu'ils s'intéressent plus aux aventures de la science qu'aux progrès de la psychologie. Ils préfèrent les héros de la médecine aux psychiatres qui ne savent, pensent-ils parfois, que répondre à une question par une autre question. Ils ont besoin d'être confortés dans leur amour de la médecine, de recevoir leur dose de certitudes. Il leur est doux d'entendre un médecin dire que la maladie et la mort ne triomphent pas à chaque fois, qu'il y a toujours une chance de survie. Ils aiment savoir que certains greffent des cœurs, débouchent des artères, sauvant leurs malades d'une mort annoncée comme inéluctable. Comme les amateurs de films d'action américains où le héros gagne à la fin, ils sont séduits par le *happy end* médical, forme récente de la victoire sur la mort. Nos obsédés de la santé se délectent de ces récits optimistes. Ils espèrent bien que ce rêve d'une médecine toute-puissante se réalisera un jour pour eux, s'ils en avaient besoin... le plus tard possible évidemment. « Le simple fait de savoir qu'il y a des chercheurs qui travaillent, qu'ils mettent au point de nouveaux médicaments, me fait plaisir. Je me sens protégée par le fait qu'ils sont là. Avec leurs blouses blanches et leurs gestes savants, ils me font penser à des soldats qui monteraient la garde, la nuit, dans les laboratoires, au cas où un ennemi attaquerait ma santé », dit encore Florence.

Quand elle termine les Mémoires d'un médecin célèbre, Florence passe aux témoignages de malades qui ont survécu à des comas prolongés ou à de graves accidents. Un individu courageux, aidé par la médecine, y domine son destin. Il s'arrache à son fauteuil roulant à force de rééducation, déjouant par son obstination et son courage les pronostics les plus pessimistes qui le laissaient pour mort. Il donne tort aux statistiques et raison à l'exceptionnel. Florence trouve dans ces récits de nouvelles raisons d'espérer. Un nouveau genre d'ouvrages vise le public des anxieux qui s'ignorent. Il s'agit des *Survivors stories*. Ceux qui ont résisté sans encombre à une avalanche, à un accident de voiture, à un saut en parachute périlleux ou à toute autre situation exceptionnelle et dangereuse y racontent leur aventure. Aucune détresse n'est définitive, nous disent ces survivants. Le pire n'est jamais sûr, et, même quand il arrive, les plus débrouillards s'en accommodent. Ils échappent aux tremblements de terre en se cachant sous une table et aux maux quotidiens par des fortifiants naturels. L'attentat du mois de septembre 2001 à Manhattan apporte son nouveau lot de *Survivors stories*. Tel ingénieur prend le temps de sauvegarder toutes les données de son ordinateur et quitte les tours en flammes. Il voit le bâtiment s'effondrer juste derrière lui. Caché derrière une voiture, il échappe à la vague de tôles et de gravats qui passe devant lui. « Si l'ingénieur de Manhattan a pu résister à de telles épreuves, je devrais pouvoir supporter mon lumbago et ma peur du cancer », songe le lecteur hypocondriaque une fois le livre refermé.

Encore plus organisées sont les officines dont la raison sociale authentique et cachée est : « Ici, on soigne l'angoisse sans le dire, à l'insu des anxieux. » Cette exploitation sauvage de la peur de la maladie prend des proportions industrielles. Les gourous et les sectes se disputent les âmes perdues qui n'ont plus accès à une pratique religieuse. Ils promettent à leurs frères la vie éternelle ou un au-delà paradisiaque. Devenus dépendants de leur directeur de conscience, les nouveaux adeptes se croient protégés tant qu'ils continuent d'obéir aux règles du groupe. Ils ne demandent qu'à croire les théories les plus farfelues, surtout si elles nient la mort ou la considèrent comme un simple passage d'un état d'existence vers un autre. Ces idéologies attaquent le mal à la racine. Pourquoi s'inquiéter encore de la grippe si l'on est convaincu que la mort n'existe plus ? Croyant se protéger, les obsédés de la santé s'exposent à de plus graves dangers encore que la maladie. Ils peuvent adhérer sans le savoir à des mouvements criminels qui proposent une guérison définitive... sous la forme d'un suicide collectif.

La plupart des obsédés de la santé, heureusement, échappent aux sectes. Ils gardent seulement la culture médicale comme forme de magie. Ils croient que la connaissance augmente la bonne santé. Ils raisonnent comme ces amateurs de Bourse qui espèrent perdre moins d'argent s'ils sont au courant des lois de l'économie ou s'ils ont un ami banquier. Nos anxieux n'ont pas seulement, en guise de protection, un vieux *Larousse médical* qu'ils conservent comme un fétiche. Ils se cherchent aussi un ami médecin. Ils aiment rencontrer les médecins hors de leur cabinet, à l'occasion d'un dîner ou d'une réception. Ils ont toujours une question à poser qui leur permettra de percer à jour les secrets de santé des hommes de l'art. Ils veulent connaître des détails intimes qui les renseigneront mieux que les livres impersonnels : « Vous faites-vous vacciner ? Comment soignez-vous vos enfants », demandent-ils au médecin qu'ils croisent par hasard.

Les seuls praticiens qui ne les intéressent pas – je peux en témoigner – sont les psychiatres. Face à ces derniers, ils se défendent, affirmant qu'ils n'ont pas et n'auront jamais besoin de leurs services. Tous les autres spécialistes, en revanche, les intéressent ou les intriguent. Ils restent à côté d'eux, pour glaner une information ou profiter de la protection que dégagent ceux dont le métier est de guérir. Ils les appellent Docteur à chaque phrase, prononçant ce titre avec inquiétude et fierté, comme une formule magique.

Quel avis le psychiatre que je suis peut-il donner sur cet appétit de médecine qui saisit nos contemporains ? Un avis rassurant tout d'abord. Il n'est pas pathologique d'aimer la médecine et les médecins, de s'intéresser au soin et à la prévention, de passer à l'occasion une semaine dans un centre de « remise en forme » ou « anti-stress ». Il est utile d'apprendre dans des ouvrages clairs quelques principes sanitaires de base. Tous les abonnés des chaînes médicales du câble, les collectionneurs de romans médicaux et les secouristes ne sont pas des malades. Rassurons-les s'ils avaient besoin de l'être. Ils ont trouvé un centre d'intérêt qui est aussi une manière efficace de supporter leur peur de la mort, de s'y adapter, de vivre avec elle.

Le seul risque des recettes de santé, consommées sans modération, est qu'elles nous entretiennent dans une illusion. Elles nous font croire que l'on peut s'aider ou se soigner soi-même alors qu'il n'y a que le dialogue, la rencontre avec une personne extérieure qui apporte un réel soutien. En essayant de se soigner seul, on renforce son sentiment d'omnipotence impuissante.

C'est le fameux syndrome : « J'essaie de tout maîtriser mais je n'y arrive pas », dont nous avons vu qu'il faisait souvent le lit de l'angoisse.

L'obsession de la santé représente un degré de plus dans la passion pour la médecine. Les névrosés de la santé ne se contentent pas de regarder des émissions médicales, ils assaillent les cabinets de consultation. Il ne leur suffit pas d'être compétents en médecine, ils veulent aussi bénéficier de leur savoir, l'appliquer à leur santé. Les témoignages de Marvin, de Catherine et des autres nous ont montré des « spécialisations » de cette obsession du soin. Chacun d'entre eux s'est fixé sur un domaine qui le préoccupe particulièrement, de la nourriture à la sexualité en passant par le vieillissement. D'autres anxieux sont plus désordonnés dans leur quête de bien-être à tout prix. Ils mélangent les techniques, pratiquant en même temps la diététique, la gymnastique et la relaxation. Ils portent plusieurs pansements sur la même plaie. Comment en sont-ils arrivés là ? La peur de la mort et l'amour de la médecine sont, nous l'avons vu, des conditions nécessaires mais pas suffisantes. Ils ont deux préoccupations de plus, que nous allons décrire : la manie de l'anticipation et une conception trop exigeante de la bonne santé.

La manie de l'anticipation

L'anticipation est une arme à double tranchant. Ceux qui ne prévoient pas tombent dans des pièges en apparence ordinaires. Imaginez un conducteur qui n'anticiperait pas les dangers, qui ne s'arrêterait pas aux carrefours ou aux feux rouges. Il ne resterait pas longtemps vivant. L'excès d'anticipation est, lui, moins dangereux mais parfois aussi gênant. Cette attitude est le lot de tous les anxieux qui ne profitent pas du calme présent parce qu'ils imaginent ce qui pourrait leur arriver plus tard. Le psychologue américain Paul Watzlawick aime utiliser des images chocs pour illustrer les comportements de ses contemporains. Il a décrypté le principe d'anticipation qui inspire les guides de santé. Il s'est moqué de cette logique sécuritaire en proposant une parodie de traité de bien-être : *Faites vous-même votre malheur*. Paul Watzlawick apprend à ceux qui ont été malheureux les plus sûrs moyens de le rester une vie entière. Il donne aussi des conseils à ceux qui ne sont pas encore atteints. « Si vous suivez mes conseils avec un peu de régularité, vous devriez en voir bientôt les effets ! » L'excès d'anticipation lui apparaît comme un bon moyen de construire sans risque d'échec son propre malheur. C'est avec l'histoire d'une Américaine trop pudique qu'il illustre cette disposition de caractère qu'est le besoin d'anticiper.

La jeune femme – appelons-la Madonna – habite une belle maison, lumineuse et agrémentée de grandes baies vitrées. Cette maison n'a qu'un inconvénient. Elle est située au bord d'une rivière où des adolescents viennent se baigner nus. Madonna ne profite pas du calme de la nature à cause des ébats de ces jeunes qui se donnent rendez-vous devant chez elle. Excédée, elle porte plainte auprès du commissariat. Un officier de police se déplace et constate le délit. Il demande aux jeunes gens d'aller se baigner plus loin et de ne plus troubler la pudeur de Madonna. Les adolescents s'éloignent sous la menace de la police. Le lendemain, Madonna retourne au commissariat : « Je suis encore gênée par les jeunes gens, dit-elle. Je les vois toujours. » Un policier repasse au bord de la rivière. Il note que les baigneurs se sont éloignés. Ils sont maintenant à plusieurs centaines de mètres de la maison mais ils ne sont pas assez loin, selon Madonna. Le policier leur demande de s'éloigner encore. Trois jours plus tard, Madonna arrive au commissariat, furieuse. Elle crie pour s'expliquer : « En montant sur le toit de ma maison, avec des jumelles, je peux encore les voir ! Vous devez vraiment me débarrasser de ces jeunes impolis. » Madonna est une maniaque de l'anticipation. Quand le danger ou la nuisance s'éloigne, elle la cherche. Elle prétend vouloir éloigner les baigneurs de chez elle. En réalité, elle passe sa journée à les guetter. Elle est gênée, peut-être aussi un peu troublée et séduite par cette nuisance à sa porte. Pourtant, elle épie les jeunes gens dès qu'ils s'éloignent. Que ferait Madonna si elle ne pouvait plus les voir du tout ? Elle remonterait sûrement le cours de la rivière pour les chercher encore plus loin. Même quand elle ne les voit pas, Madonna pense à eux. Elle ne peut s'en empêcher. Elle les imagine en train de rire et de se baigner. Elle anticipe leur arrivée. Imaginons Madonna dans la rue. Elle s'invente des histoires qui lui font peur. Elle anticipe des catastrophes. Quand elle entre dans une banque, elle s'attend à un braquage : « Je vais passer plusieurs heures sous la menace d'une arme. Encore heureux si les voleurs ne me tuent pas avant de sortir ! » En voiture, elle imagine les accidents qui peuvent arriver à tout moment. Elle ressent un vrai malaise pendant les pics de pollution. Les gaz d'échappement l'étouffent et les alertes à l'ozone lui font mal à la tête. Les vacances sont une autre épreuve qui met ses nerfs à rude épreuve. En avion, elle pense aux accidents mécaniques et aux attentats qui sont toujours possibles. Quand elle se promène, elle trouve aux passants des attitudes suspectes. Elle voit tout autour d'elle des voleurs à la tire ou des hommes à l'allure menaçante.

Dans les grandes avenues, elle a peur des pots de fleurs ou des pierres qui pourraient se détacher d'un balcon. Dans les petites rues, elle s'attend à une mauvaise rencontre. Madonna, on le voit, ne manque pas d'imagination pour prévoir le pire. Elle a le génie d'un romancier auteur de récits d'aventures quand il s'agit d'imaginer ce qui pourrait lui arriver de grave. Elle trouve aux faits les plus anodins une signification menaçante, imaginant à chaque fois un dénouement tragique. Deux hommes qui discutent à un coin de rue sont des conspirateurs. « Ils vont être arrêtés par la police. Ils vont se défendre en tirant autour d'eux. Je risque de recevoir une balle perdue. J'aurai l'estomac perforé. Je devrai être opérée en urgence... »

Les obsédés de la santé anticipent autant que Madonna. Leur tendance à l'anticipation se focalise sur les questions de santé. Ils consacrent leur énergie à prévoir les maladies qui vont leur tomber dessus. Ils ne guettent pas les baigneurs comme Madonna, mais les signes avant-coureurs du cancer ou de l'infarctus. Et quand ils ne trouvent pas de symptômes, ils vont en chercher, quitte à transformer leur vie en une suite ininterrompue de consultations. Ils ont besoin de trouver des signaux alarmants, des raisons de s'inquiéter. À la fin d'une longue période passée à surveiller leur corps, ils se sentent malades. Ils s'accrochent à l'idée de maladie avec une telle énergie que celle-ci finit par devenir réelle.

Souvenons-nous de Catherine. Son goût du calme et de la détente la conduit à anticiper de manière anxieuse les bruits, les maladies et tout ce qui pourrait mettre du désordre dans son existence. Elle évoque avec un peu de honte sa peur que le ciel lui tombe sur la tête : « Je n'ose pas m'allonger dans un espace découvert. J'aurais trop peur de ce qui peut tomber du ciel. Avec tous les vaisseaux spatiaux russes ou américains qui tournent autour de la Terre ! Je sais que c'est absurde mais on n'est jamais trop prudent. Je me construis des scénarios de science-fiction. J'anticipe l'arrivée de météores... » Par manie de l'anticipation, Catherine lit aussi les horoscopes. « Je me cache pour les consulter mais je n'en rate pas un. Je ne m'intéresse qu'aux prédictions portant sur la santé. Je ne crois pas aux prédictions dans le domaine de l'amour, là je ne m'attends plus à rien. Si l'horoscope me dit : “Surveillez votre forme pendant une semaine...”, je ne peux m'empêcher de prendre cet avertissement au sérieux. Parfois, la prédiction est encore plus catégorique : “Ce mois-ci n'est pas bon pour votre santé. Vous n'échapperez pas à la grippe”, je ressens immédiatement les premiers frissons, sauf si j'arrive à ruser avec mon angoisse en essayant de me convaincre que l'astrologue s'est peut-être trompé de décan. »

Le besoin d'anticiper que ressent Catherine varie selon l'actualité. L'annonce d'attentats ou d'un climat de guerre augmente sa tendance à imaginer le pire. Catherine emporterait bien du matériel de réanimation chaque fois qu'elle sort de chez elle. Elle a récemment trouvé dans des livres américains des mines de conseils qui justifient et alimentent sa tendance à anticiper. L'un de ces guides de survie, le *Worst-Case Scenario Survivor Handbook,* détaille les scénarios du pire. Il décrit toutes les catastrophes qui peuvent survenir et propose des moyens pour y résister. L'ouvrage se glisse dans une poche ou, si l'on suit le conseil des auteurs, dans la boîte à gants de la voiture. Il vous explique comment pratiquer une trachéotomie, mettre au monde un bébé dans un taxi ou que faire face à un colis piégé. Il vous apprend aussi quelle est l'attitude idéale si vous recevez un coup de poing dans l'estomac (encaisser à l'oblique). Ce guide connaît un grand succès aux États-Unis. Catherine a su par le journal *Le Monde* qu'il avait été vendu à plus d'un million et demi d'exemplaires. Elle en a commandé deux par l'Internet. Elle a commencé à appliquer certains des conseils prodigués. Elle fait disparaître de sa cuisine les couteaux trop aiguisés. Elle pourrait se blesser s'ils lui échappaient des mains.

Pendant les consultations, les anxieux continuent d'anticiper. Ils incitent leur médecin à faire de même. Ils me demandent de formuler des pronostics sur leur état, des oracles sur ce qu'ils vont devenir. Si je leur propose un médicament, ils veulent savoir combien de temps ils le prendront. Du psychothérapeute, ils exigent une estimation précise du nombre de séances qui permettra de les guérir. Il veulent savoir le prix global du traitement et son pourcentage d'efficacité. Chez le médecin généraliste, leur manie de l'anticipation guide aussi la consultation. Ils réclament des traitements pour les maladies qu'ils ont et pour celles qu'ils pourraient avoir. Ils veulent que leur armoire à pharmacie soit « complète ». Dès l'annonce de l'épidémie d'anthrax aux États-Unis, ils ont été les premiers à réclamer des antibiotiques en prévention ou des vaccins. « Je veux, dit Catherine, une assurance santé qui couvre tous les risques. J'attends que l'on me dise que je serai encore en pleine forme dans dix, vingt ou cinquante ans. » Nombre des obsédés de la santé se soignent préventivement par manie de l'anticipation. Le psychiatre américain Arthur Barsky[1] a essayé de confirmer

1. A.J. Barsky, D.K. Ahern, E. Duff Bailey, R. Saintfort, E.B. Liu, H.M. Peekna, « Hypocondriacal patients' appraisal of health and physical risks ».

l'impression selon laquelle les obsédés de la santé anticipent plus que les autres le risque de maladie. Il a étudié les peurs des consultants de l'hôpital de Boston. Les obsédés de la santé ont, comme tous les autres patients de Boston, peur des grands classiques de la maladie que sont le cancer et les maladies du cœur. Comme ils ont plus d'imagination pour les catastrophes possibles, ils craignent aussi les rhumatismes, l'ulcère, l'insomnie, le diabète, le surpoids, la pneumonie, la surdité et les caries dentaires. C'est surtout pour les maladies bénignes – douleurs passagères, insomnies, mauvaise digestion – qu'apparaissent des différences entre les obsédés de la santé et les autres. Nos anxieux redoutent les symptômes anodins autant que les grandes maladies.

Qu'est-ce qu'être malade ?

Les obsédés de la santé sont prisonniers d'une idée fausse. Ils se trompent sur la définition de l'état qu'ils recherchent avec tant d'acharnement. Écoutons Marvin décrire ce qu'est à son avis la bonne santé : « Je me sens en forme les jours où je n'ai aucune douleur. Il faut aussi que je sois capable de courir cinq ou dix kilomètres dans la journée et de passer dans une salle de musculation. » Le chirurgien René Leriche en demandait moins, rappelez-vous, pour vous trouver en bonne santé. La bonne santé était pour lui un état d'inconscience du corps, de silence, de tranquillité. Les obsédés de la santé ne s'en contentent pas. Ils veulent « sentir leur corps bien fonctionner », s'apercevoir qu'il déborde d'énergie ou de forme. Si, en tant que psychiatre, je leur dis que l'on peut ressentir une douleur sans être malade, ils ne me croient pas. Ils ne font pas confiance non plus à leur médecin généraliste. Ils se considèrent comme les seuls vrais spécialistes de leur propre bonne santé. Qui d'autre qu'eux-mêmes pourrait savoir où commence et où finit la santé ? Entre l'anxieux et son médecin, la divergence d'opinion est inconciliable pour ce qui concerne la santé. Quel médecin voudrait soigner un homme de l'âge de Marvin seulement parce qu'il se sent fatigué après cinq ou dix kilomètres de course ? Qui accepterait de lui donner des fortifiants ou des médicaments pour aller mieux alors qu'il va déjà très bien ?

René Leriche avait déjà opposé la maladie du médecin et celle du malade : « La notion s'impose que la maladie de l'homme malade n'est pas la maladie anatomique du médecin. Une pierre dans une vésicule biliaire atrophique peut ne pas donner de symptômes pendant des années et par conséquent ne pas créer une maladie, alors qu'il y a un état d'anatomie pathologique. On ne doit pas escamoter la difficulté en disant tout simplement qu'il y a des formes silencieuses et larvées des maladies. La lésion ne suffit pas à faire la maladie clinique, la maladie du malade. » Un travail américain récent a confirmé l'exigence excessive des anxieux en matière de santé. Ils acceptent tout juste qu'un éternuement, un mal de tête, le fait d'avoir la bouche sèche ou les yeux qui pleurent ne sont pas des signes de maladie. La constipation, le saignement de nez, les douleurs de l'estomac, la toux, les sifflements dans les oreilles, les palpitations sont déjà des signes d'alerte pour lesquels ils consultent et attendent un traitement. Ils ne pardonnent à leur corps aucun écart de conduite, aucune faiblesse. Il n'existe pas pour eux de symptôme bénin.

C'est à cause d'un faisceau de petits symptômes qui paraissent insignifiants à son médecin que Marvin se sent malade. Il ressent de manière subjective une maladie que son médecin ne voit pas, ne reconnaît pas. Le psychiatre Édouard Zarifian nous rappelle justement dans *La Force de guérir* qu'il y a en anglais trois mots pour décrire la maladie. L'usage de plusieurs termes permet de respecter les différents points de vue. Le premier mot, *sickness,* s'applique à ce qu'éprouve Marvin. Il définit la maladie au sens subjectif du terme, telle qu'elle est ressentie par celui qui en souffre. Le deuxième mot est *disease.* Il s'applique à la maladie de la médecine, expliquée par la physiologie ou par des examens objectifs. Enfin, *illness* est la représentation que les autres, les proches, la société peuvent avoir d'une maladie. En France, ces différents points de vue ne sont pas pris en compte, ni par la langue ni dans la pratique. Il n'y a qu'une façon d'être malade et un seul mot pour décrire cet état. C'est ainsi que la plainte de Marvin n'est pas reconnue comme une maladie par les médecins qu'il consulte. Elle échappe aux cadres classiques. Elle n'en crée pas moins une vraie souffrance, encore majorée par l'incompréhension de l'entourage et des praticiens. Marvin n'a pas le choix des mots pour décrire ce qui lui arrive. Il n'a que le choix des maux.

Comment Marvin pourra-t-il guérir s'il n'a jamais été malade ? Qui l'aidera à atteindre la norme idéale à laquelle il aspire, l'état « plus que normal » auquel il prétend ? Celui qui lui fera comprendre que la santé, comme la maladie, a une définition à la fois objective – l'état des organes, l'anatomie... – et subjective – la satisfaction que l'on a de son corps, l'adéquation entre la réalité et l'image idéale de soi. La santé de l'un ne conviendra pas à l'autre. « Tel homme, écrivait déjà Diderot dans l'*Encyclopédie*, vit de plantes et de fruits avec de l'eau et se porte bien. Tel autre se nourrit de viande et de toutes sortes d'autres aliments, avec des liqueurs spiritueuses et se porte bien aussi : donnez à celui qui est habitué à son genre de vie des végétaux pour toute nourriture, il deviendra bientôt malade. » On pourrait aussi raconter à Marvin, pour tenter de le rassurer, l'histoire du cœur de Napoléon. Il battait, si l'on en croit les historiens, à quarante pulsations par minute. À ce rythme-là, Napoléon avait donc un cœur sain. Cette fréquence, normale pour Napoléon, aurait été un indice de maladie chez un autre. Il n'existe pas de norme idéale, ni pour les battements cardiaques ni pour les autres paramètres de la santé. Marvin veut bien accepter que la santé soit un état subjectif. Il admet qu'elle n'est pas un point précis de perfection commun à tous. Il convient peu à peu du fait que la santé est définie avec une sorte d'incertitude, de variation d'un individu à l'autre. La santé d'un athlète ou d'un sportif n'est pas la même que celle d'un citadin sédentaire. Il n'existe pas d'état de santé qui puisse convenir à tout le monde. Chacun a sa manière de bien se porter. Bien que Marvin accepte intellectuellement ces définitions, il continue de se sentir malade, mal dans son corps et mal dans sa peau.

Progressivement, il va apprendre ce qui conditionne chez lui le sentiment de bonne santé. Il fera des expériences simples, repérant que ses exigences en matière de santé dépendent de son niveau d'angoisse. Plus il est anxieux, moins il tolère les symptômes bénins que sont la fatigue et les douleurs. S'il redoute tant ces symptômes anodins, c'est qu'il est pris dans une sorte de cercle vicieux. Il se considère comme un être exceptionnel, devant relever des défis, battre après soixante ans les records qu'il n'a pas accomplis à l'adolescence. Dans le même temps, il se croit plus fragile et plus vulnérable que les autres. « Même si mon médecin n'est pas d'accord, je dois me soigner tout le temps pour rester en forme malgré mon âge », dit-il. Cette « erreur de jugement » sur la définition de la santé est solidement ancrée dans son système de croyances. Elle le rend trop exigeant en matière de soins et de performances sportives. « Voilà, disait Vladimir Jankélévitch, ce qui arrive quand on est trop intelligent. La conscience se confine. Elle piétine. Elle est fascinée par son nombril. Elle crève de trop de subtilité, d'introspection. » L'esprit fatigué, ne sachant comment se renouveler, grossit les sensations venant du corps. À force de vouloir tout prévenir, nous allons dans toutes les directions à la fois. Nous nous fissurons, nous ne pouvons plus faire front.

Quand les peurs se déplacent

Les psychanalystes reçoivent chaque jour des anxieux qui compensent leur mal de vivre en se soignant trop. Peu de travaux psychanalytiques, pourtant, expliquent l'obsession du soin. C'est avant tout l'hypocondrie et la nosophobie qu'ont décrites les psychanalystes. Nous reviendrons dans un prochain chapitre sur leurs conceptions de ces deux formes d'angoisse. Pour ce qui concerne l'obsession du soin, c'est aux théories classiques des mécanismes de défense que nous nous référons. Deux mécanismes principaux expliquent l'abus de consultation : le déplacement et le déni. Marvin nous a bien raconté comment il déplace sa peur. Il la masque derrière une demande de traitement par DHEA. Pierre, lui, déplace son angoisse de la sexualité sur le Viagra dont il espère tirer un effet psychologique. Surveiller son poids, se gaver de vitamines ou de fortifiants, s'adonner au marathon ou à la relaxation sont donc des manières de déplacer sa peur de mourir sur une question médicale. Essayons de comprendre ce qu'est le déplacement avant de voir comment il s'applique à l'obsession du soin. C'est un mécanisme d'adaptation que nous utilisons quotidiennement. De manière involontaire et inconsciente, nous fixons notre peur sur nos vêtements avant un rendez-vous important. Nous essayons une veste ou une cravate neuve, achetée pour l'occasion. Nous nous regardons dans le miroir et nous ne sommes pas content de notre choix : « Mon foulard est trop voyant. Ma veste est trop excentrique pour les personnages austères auxquels je vais me présenter. » Nous nous changeons de pied en cap et nous repassons devant le miroir. Nous voilà plus atterrés : « Cette fois-ci, les couleurs sont trop ternes. Elles me donnent l'air triste et austère. »

Sur quoi porte vraiment cette inquiétude ? Certainement pas sur les vêtements qui ne sont qu'un détail ou un prétexte mais sur le rendez-vous futur, les risques auxquels il nous expose, les attentes que nous en avons. De manière inconsciente et involontaire, l'angoisse s'est déplacée du rendez-vous sur les vêtements. Ce mécanisme de défense fait disparaître en apparence l'idée qui faisait peur. Il la rend inconsciente et l'éloigne. Un danger extérieur (une éventuelle erreur dans le choix des vêtements) remplace avantageusement le danger interne (la peur du rendez-vous, de ses conséquences sur notre vie professionnelle ou amoureuse par exemple). L'obsédé de la santé ne procède pas autrement quand il passe d'une angoisse interne incontrôlable (« J'ai peur de mourir ») à une peur externe (« Comment me soigner ? Que faire pour être en bonne santé ? »). Le mécanisme de défense « réussit » quand il l'aide à vivre. C'est le cas, nous l'avons vu, de tous ceux qui trouvent dans l'excès de soin une bonne manière de supporter leur angoisse. L'obsession de la santé est alors un bon compromis. Elle incite à faire du sport, à prendre soin de soi, à arrêter de fumer ou à boire modérément. Le mécanisme de défense échoue quand il devient un piège. Car il impose alors l'accomplissement de rituels gênants et contraignants pour se rassurer. Il crée un état de tension permanent qui empêche de jouir de la vie. La santé est préservée mais elle ne sert plus à rien. Que faire d'un corps sain qui doit être sans cesse soigné ? Le déplacement est, répétons-le, un mécanisme de défense inconscient, échappant à la volonté. Personne ne choisit délibérément de se soigner pour fuir sa peur de mourir. L'histoire personnelle et celle de la famille jouent un rôle important dans l'orientation de l'angoisse. Le fait d'avoir été malade soi-même ou très ému par la maladie d'un proche augmente la tendance au déplacement des angoisses sur le corps.

Le déni conduit, lui aussi, à l'obsession du soin. Que fait celui qui dénie ? Il dit non, refuse d'admettre la vérité. Freud a donné au mot allemand *Verleugnung* un sens particulier : le refus de reconnaître une réalité dont la perception est douloureuse ou traumatisante. Que refusent donc d'admettre nos obsédés de la santé ? Tout d'abord, ils se cachent leurs angoisses. Ils considèrent leurs demandes de soin comme raisonnables, justifiées par leur état de santé, par le principe de précaution et non par l'angoisse. Leur déni de l'angoisse explique qu'ils refusent aux psychiatres et psychologues la possibilité de les aider. Ils préfèrent les soins médicaux, centrés sur le corps, qui les autorisent à rester dans un état d'aveuglement volontaire. Ils chassent aussi les pensées qui leur sont désagréables. Ils les dénient et essaient de les oublier comme d'autres rangent au fond d'un tiroir les lettres auxquelles ils ne veulent ou ne savent pas répondre. Ils s'inventent une histoire à laquelle ils finissent par croire. Quand le mécanisme de défense « fonctionne », ils oublient vraiment, pour un temps au moins, le fait qu'ils seront un jour vraiment malades et qu'ils vont mourir.

La régression vers l'enfance est presque aussi fréquente que le déni. Elle conduit les obsédés de la santé à idéaliser leur enfance, à cultiver la nostalgie du passé. Ils s'inventent de faux souvenirs, plus beaux que la réalité qu'ils ont connue. Ils voient leur enfance comme un paradis, un temps où ils étaient parfaitement protégés et tranquilles. Ils ne risquaient pas de tomber malades. À la moindre difficulté, ils étaient certains de pouvoir être aidés par leurs parents. En essayant de retrouver l'enfant qu'il a été, l'obsédé de la santé se comporte de manière puérile. Il pose des questions naïves à son médecin. Il lui demande à mots couverts de tenir le rôle protecteur du père ou de la mère qui lui fait défaut aujourd'hui. Fragile et tyrannique à la fois, il se plaint, il pleure, impose des caprices et des colères à ses proches agacés.

Le psychanalyste Otto Fenichel propose une explication psychologique plus complexe de l'obsession de la santé. Il suggère de ne pas s'arrêter à la peur de la mort mais de chercher les angoisses qui se cachent derrière cette inquiétude. Il considère le complexe de la santé comme un grand rideau servant à camoufler des peurs plus anciennes et plus refoulées encore que la peur de mourir. Parler de sa santé, et même de la mort, est une manière élégante de cacher ses vraies angoisses. Quoi de plus « raisonnable » en apparence, de plus socialement acceptable que de vouloir se soigner ? Celui qui étale ses petites maladies, ses régimes, ses recettes pour rester en forme suscite l'intérêt et la curiosité. Il gardera secrètes des angoisses qui remontent à l'enfance. Quand il les recherche, il trouve la peur de la punition et celle de la sexualité.

Comment passe-t-on de la peur de la punition à celle de la mort ? Otto Fenichel nous l'explique. L'enfant qui subit une éducation rigide vit dans la peur d'être puni ou de décevoir ses parents. Il craint constamment de perdre leur amour. Il essaie de se conformer à l'image idéale qu'ils attendent de lui. Il traverse l'existence comme un funambule. Le moindre pas de côté peut le précipiter dans le vide. Il se conduit en enfant modèle, poli, calme, attentif. Il est concentré sur le rôle qu'il doit jouer. Mais toute obéissance imposée apprend le goût de la révolte. Sa peur de décevoir ou d'être abandonné se transforme peu à peu en hostilité. Il devient agressif en réaction à la pression familiale. L'enfant modèle nourrit des rêves de criminel. Il peut souhaiter en secret la mort de l'un des membres de sa famille qui ne le comprend pas. Son envie de tuer ses parents reste pourtant cachée. Il n'ose en parler ni même se l'avouer tant il se sent coupable de tels sentiments. Sa peur masquée – « J'ai honte de vouloir tuer mes parents » – reparaît sous une autre forme, plus acceptable : « J'ai peur de la mort. » Dans une perspective assez proche, Freud a fait de la peur de la mort une conséquence du complexe de castration. L'enfant qui éprouve un désir incestueux pour son parent du sexe opposé refoule rapidement ce sentiment. Il en a peur. Sa crainte d'un désir incestueux devient peu à peu une peur de mourir. D'autres psychanalystes ont lié les angoisses concernant la sexualité à la peur de mourir. La mort redoutée rappelle symboliquement la « petite mort », cet état de détente qui suit l'acte sexuel. Maryse, la marathonienne acharnée, évoque ses courses avec des mots à forte tonalité sexuelle : « Je ressens une étonnante excitation, une euphorie, une impression d'être ailleurs. J'aime surtout l'état d'épuisement et d'anéantissement qui suit un marathon. C'est le plus grand plaisir de ma vie. »

Enfances et influences

C'est dans l'enfance que se retrouvent les premiers exemples de maladies qui vont frapper le futur obsédé du soin et déterminer sa carrière. Le psychiatre américain Arthur Barsky[1] pose les questions suivantes pour repérer les événements de l'enfance à l'origine de l'obsession de la santé :

– Avez-vous un parent qui utilisait des symptômes ou une maladie comme un moyen de contrôler le fonctionnement familial ?

– Avez-vous grandi avec des frères ou des sœurs malades qui recevaient des traitements particuliers et une grande attention du fait de leur maladie ?

– Avez-vous eu l'impression que vos parents ne vous marquaient de l'affection que quand vous étiez malade ?

– Étiez-vous réconforté quand vous étiez malade ?

Que retrouve Arthur Barsky dans l'enfance de ses anxieux ? Deux situations différentes émergent régulièrement : l'excès de soin ou la négligence. Les enfants trop soignés apprennent à s'inquiéter au moindre symptôme. Ils vivent dès leur plus jeune âge sous le règne de l'hygiène et de la prévention. Ils se mettent au lit quand ils ont de la fièvre et sous fortifiants pour passer les premières brumes de l'automne. Ils médicalisent les étapes normales de la vie, alternant

1. A.J. Barsky *et al.* [1979, 1990, 1993].

tisanes calmantes ou stimulants. Florence raconte comment elle a appris très tôt à surveiller ses repas. Elle ne se souvient pas d'une fois où elle aurait mangé sans se poser de questions sur son poids ou sa santé. Dès l'âge de treize ans, elle se pesait chaque jour et comptait ses calories. Elle avait reçu comme cadeau d'anniversaire une balance et une table de calories. Toute sa famille était sûre d'avoir un rôle à jouer autour de son problème de poids. La suite leur a donné raison.

La négligence dans l'enfance conduit, comme la surprotection, à un abus de soin. Catherine décrit une enfance bien différente de celle de Florence mais tout aussi angoissante. Elle en a gardé un souvenir de froideur, d'indifférence affective. Ses parents, tous deux médecins, affichaient en théorie un sens aigu du dévouement et du devoir. Ils se consacraient aux grandes causes humanitaires, militaient contre la maltraitance imposée aux enfants du monde entier. Ils étaient en revanche incapables, dans la vie quotidienne, de transmettre leur amour à Catherine. Ils partaient pendant plusieurs mois aider, à la demande d'organisations non gouvernementales, des enfants en détresse. Quand ils rentraient, ils parlaient de leur mission sans s'intéresser à leur fille. Catherine se souvient des longues discussions de ses parents. Ils comparaient les mérites des différentes méthodes éducatives chez l'enfant. « J'ai eu si souvent envie de leur dire : “Arrêtez de vous intéresser à l'humanité, prenez un peu de temps pour moi. Je suis une fille sage et mature mais j'aurais envie de jouer avec vous comme les autres enfants...” Les rares fois où j'étais malade, mes parents m'incitaient à souffrir en silence et à faire comme si mon corps n'existait pas. » Catherine a retenu la leçon... elle en est même devenue prisonnière. Elle s'acharne à faire disparaître son corps en allant chaque jour vers plus de détente, de relaxation, de tranquillité. Trop ou trop peu de soins de la part des parents engendre donc une même fragilité.

Ces deux attitudes ne permettent pas aux enfants d'acquérir le sentiment de bonne santé qui leur sera bien utile à l'âge adulte. Ils doutent d'eux-mêmes et éprouvent le besoin d'utiliser les médecins comme des traitements à distance de l'enfant mal soigné – trop ou trop peu – qu'ils ont été. Une récente étude nord-américaine a décelé des traumatismes encore plus graves chez les obsédés de la santé. Elle a montré que près d'un tiers d'entre eux ont subi des violences dans l'enfance. Ces violences pouvaient être sexuelles ou physiques.

La force de l'exemple

Les obsédés de la santé me parlent toujours, à un moment de la consultation, d'un membre de leur famille qui a été gravement malade. Ils se défendent en me disant : « Son histoire n'a probablement rien à voir avec la mienne. » Ils prennent le temps de réfléchir et ils ajoutent : « Maintenant que je vous en parle et que j'y repense, je trouve des points communs entre sa maladie et mes angoisses. » L'exemple de la maladie connue dans l'enfance crée une sorte d'empreinte : on doit se soigner sans cesse pour ne pas mourir, telle serait la leçon retenue par l'enfant. Cette vision angoisse l'enfant, marque son esprit. Il se souviendra longtemps de l'oncle qui toussait ou de l'aïeul perclus de douleurs. Il se met à sa place au point d'essayer, quelques années plus tard, de l'imiter. Il a subi une influence qui a modifié sa personnalité et sa vision de la santé.

André Gide comparait l'influence et l'exemple à une sorte de miroir qui nous montrerait, non point ce que nous sommes déjà effectivement, mais ce que nous sommes d'une façon latente. L'écrivain décrit la puissance de l'influence en littérature. Sa réflexion s'applique aussi à la santé. L'homme qui subit une influence ressemble à la Belle au bois dormant : « Combien de sommeillantes princesses, écrit Gide dans ses *Essais critiques*, nous portons en nous, ignorées, attendant qu'un contact, qu'un accord, qu'un mot les réveille. » L'influence va donc modifier profondément notre comportement. Elle est « une sorte de maladie, un crime de lèse-personnalité ».

Les adultes peuvent, comme les enfants, être troublés par un exemple. Ils « attrapent » parfois l'obsession de la santé au contact d'un nosophobe. Plus ils sont anxieux, plus le risque est grand qu'ils se sentent obligés d'imiter un parent ou un ami dans ses comportements médicaux aberrants. Marvin a ainsi découvert la DHEA sur les conseils d'un de ses amis. « Un de mes anciens collègues, retraité comme moi, m'a invité à déjeuner. Il était tout excité. Il voulait me raconter une expérience extraordinaire. Il m'a expliqué la manière dont la DHEA avait changé sa vie. Au dessert, j'étais convaincu. Dès la fin de l'après-midi, j'avais peur de prendre du retard. Je voulais commencer le traitement tout de suite. C'était une occasion que je ne devais pas laisser passer. » Cet ami n'a pas rendu Marvin anxieux par contagion ou par la force de l'exemple. Il l'était déjà, on s'en doute, mais son angoisse était plus abstraite, plus flottante. Il ne l'avait pas encore fixée sur la DHEA. Changera-t-il de médicament à l'occasion d'une autre rencontre ?

3

Comment vivez-vous avec votre corps ?

« Les névropathes sont peut-être, malgré l'expression consacrée, ceux qui "s'écoutent" le moins : ils entendent en eux tant de choses dont ils se rendent compte ensuite qu'ils avaient eu tort de s'alarmer, qu'ils finissent par ne plus faire attention à aucune. Leur système nerveux leur a si souvent crié : "Au secours !" comme pour une grave maladie, quand tout simplement il allait tomber de la neige ou qu'on allait changer d'appartement, qu'ils prennent l'habitude de ne pas plus tenir compte de ces avertissements qu'un soldat, lequel, dans l'ardeur de l'action, les perçoit si peu qu'il est capable, étant mourant, de continuer encore quelques jours à mener la vie d'un homme en bonne santé. »

Marcel Proust,
À la recherche du temps perdu*, vol. 2,*
À l'ombre des jeunes filles en fleurs,
Ire partie

Il y a deux façons de vivre avec son corps : en l'écoutant et en le surveillant, ou bien en l'ignorant. Deux populations, les hypersensibles et les « nouveaux stoïciens », se croisent ainsi sans se comprendre. Les uns grelottent, se plaignent de douleurs ou de fatigue, sous l'œil étonné de leurs voisins qui se demandent comment on peut prêter tant d'attention à des détails sans importance.

Les bruits parasites

Pour quelles raisons est-on plutôt hypersensible ou stoïcien ? C'est d'abord une question de nature, de tempérament. Certains d'entre nous ont tendance à être plutôt intolérants à la douleur tandis que d'autres y sont indifférents. L'état de sensibilité dépend aussi de notre niveau de stress. Chacun a pu en faire l'expérience. Le corps prend plus de place dans les moments difficiles. Les sensations physiques résonnent alors davantage. Elles paraissent comme amplifiées. La moindre douleur accapare toute notre attention. Nous ne la supportons pas, nous y pensons sans cesse. Le corps des anxieux ne se tait jamais. L'estomac gargouille, les articulations craquent et tout le reste suit. Ils sont gênés par cette succession de sensations corporelles imprévisibles. Ils manquent de s'évanouir quand ils sautent un repas et éternuent au premier courant d'air. Les psychiatres français du XIXe siècle ont décrit l'excès de « bruits » corporels sous le nom de « cénesthopathie ». Ce mot compliqué désigne les difficultés de ceux qui souffrent d'un trop-plein de cénesthésies, c'est-à-dire de sensations physiques. Ils se plaignent, en même temps ou à la suite, de douleurs, de fatigue, de froid ou de chaud, de nausées et de frissons. « Les cénesthopathes, écrivait le psychiatre français Dupré, éprouvent dans différentes parties du corps des sensations anormales à caractère plutôt pénible et gênant que douloureux dont la nature insolite les trouble, et dont la durée persistante les inquiète. Il s'agit de sensations étranges, souvent indéfinissables et décrites avec un grand luxe d'images et de comparaisons. » Les cénesthopathes vont parfois encore plus loin. Ils sont la proie de sensations étranges. Ils trouvent leurs organes rétrécis, élargis, aplatis, gonflés, desséchés, recroquevillés, déplacés... quel catalogue de sensations fortes ! D'autres ont l'impression que leur corps est modifié dans sa forme, sa température, son poids, ses sécrétions, sa mobilité ou sa fixité – « J'ai le foie qui flotte sous les côtes ou la langue qui colle ». Toutes ces impressions étranges produisent une sorte de bruit de fond permanent qui les empêche de se concentrer sur autre chose que leur vie physiologique intime.

Comment peut-on aider les hypersensibles ? Tout d'abord en les aidant à reconnaître leur nature d'anxieux, leur « maladie de la résonance » qui fait vibrer leur corps sous l'effet des émotions et les conduit à établir avec lui une relation particulière. Devant ce qui bouillonne en eux, ils sont à la fois fascinés et méfiants. Ne seraient-ils pas des cousins éloignés de Harry Potter ou d'une sorcière inconnue ? Quand ils regardent leur ventre, ils se posent vraiment des questions. Il gonfle et dégonfle d'une manière presque « surnaturelle ». À qui confier cette impression qu'il se passe toujours quelque chose ? C'est rarement au psychiatre que les hypersensibles font appel. Ils préfèrent, comme d'autres obsédés de la santé, les aides indirectes, les psychothérapies qui ne s'annoncent pas comme telles et proposent des recettes contre le surmenage, la tension nerveuse, le stress, bref, tous les mots et les maux modernes que l'on emploie pour ne pas parler d'angoisse ou de névrose.

Carla Cantor est l'une de ces spécialistes de l'accueil des anxieux. Psychologue de formation, elle exerce au Canada et apprend à celui qui la consulte comment « positiver » les sensations physiques qui l'assaillent. Les mots du corps ont un sens, dit-elle. Ils peuvent être compris par celui qui prend au moins le temps de les entendre. Le langage des organes ne demande qu'à être interprété. Il révèle à celui qui s'y arrête des sentiments et des désirs qui ne s'exprimeraient pas autrement. Une douleur martèle vos tempes, Carla Cantor a une explication : vous vous querellez avec votre conjoint. Carla Cantor incite à écouter son corps pour connaître ses pensées. Ce ne sont pas des symptômes inquiétants, dit-elle, mais des informations précieuses qui viennent du plus profond de vous-même. Elle propose d'autres interprétations, un peu sauvages mais globalement exactes. En voici quelques exemples : votre cœur se met à battre plus vite que d'habitude ? C'est qu'une chose ou une personne vous saisit, vous excite. Vous n'avez plus d'appétit ? Vous prenez certainement conscience de la profondeur du chagrin que vous a fait un être cher. Vous rougissez ? Vous savez tout de suite que votre interlocuteur vous intimide. Vous avez mal au ventre ? La décision que vous devez prendre est importante. Elle vous bouleverse de l'intérieur.

Les crises de Corinne

Corinne est une malade de l'hypersensibilité. Un trop-plein de sensations corporelles la conduit régulièrement aux urgences de son hôpital de quartier. La jeune femme travaille comme journaliste de guerre pour une chaîne de télévision américaine. Sa carrière est exemplaire. Elle accepte les destinations les plus dangereuses, prenant même un certain plaisir à écrire ou à filmer sous les bombes. Pourtant, Corinne la risque-tout est une anxieuse. Elle est traitée par son médecin généraliste depuis l'âge de vingt ans pour « spasmophilie », c'est-à-dire pour anxiété persistante. Elle a trente-cinq ans aujourd'hui et son angoisse est de plus en plus forte. Sur un fond de spasmophilie qu'elle connaît bien sont apparues depuis près de deux ans des crises de panique. Pendant ses crises, Corinne est envahie de tremblements et de bouffées de chaleur. Elle explique au médecin des urgences qui l'examine son excès de sensibilité : « Je passe ma vie à attendre le pire et je ne suis jamais vraiment déçue. J'interprète tout de travers. Si ma peau pâlit ou rougit, si mes poils se hérissent, je m'inquiète, je veux comprendre ce qui m'arrive. Je vois des indices de maladie partout. Je consulte mon médecin traitant qui me dit que je vais bien, qu'il n'y a pas lieu de paniquer. Je rentre chez moi et je continue à me surveiller comme une grande malade. Je me concentre sur mon estomac, mon cœur, mes intestins. Je m'entends digérer et respirer. Même le fait d'avoir la bouche sèche me paraît un signe à ne pas prendre à la légère. Je construis des théories compliquées pour comprendre le comportement de mes organes. J'accuse les pics d'ozone, les nouveaux colorants alimentaires qui donnent des allergies. Je me dis qu'à force de me balader sur tous les champs de bataille du monde, j'ai dû attraper un virus encore inconnu.

« C'est après une longue période de "gamberge" et d'écoute corporelle qu'arrive la grande crise, la catastrophe comme celle qui m'a prise ce soir. J'ai vraiment eu l'impression que ce serait la dernière et que cette fois j'allais vraiment mourir. Mon cœur battait très vite et de manière irrégulière. J'ai appelé une ambulance. Il n'y avait rien d'autre à faire. Ni le calcium, ni le magnésium de mon homéopathe ne suffisaient à me calmer. J'ai dépassé le stade de la spasmophilie. Je n'arrive plus à me raisonner, moi qui suis pourtant, d'après mes amis, une cérébrale, une fille trop intellectuelle. Mais là, je n'avais plus personne à qui me fier. Qui pouvais-je appeler d'autre que les médecins du SAMU ? Les mots ne peuvent pas décrire ce qui m'arrive... ou plutôt j'aurais eu besoin de trop de mots, de trop de temps pour m'expliquer. »

Corinne a encore envie de parler, de revenir sur le début de ses coups de folie. « Il y a une sorte de cercle vicieux entre les palpitations, l'impression que je vais étouffer et ma peur. Je commence par me sentir mal. Alors j'écoute mon corps. Je détecte des signaux anormaux. Je me persuade que mon cœur bat de manière inquiétante. Je trouve aussi que j'ai du mal à respirer. Pour me "soigner", j'essaie de me concentrer sur mes poumons. Je m'oblige à inspirer à fond, très lentement comme dans les livres de relaxation. Mes mouvements respiratoires aggravent la situation. Je ressens des douleurs dans la poitrine et encore plus de palpitations. » Corinne a mis longtemps avant de reconnaître qu'elle était hypersensible et anxieuse. Elle a beaucoup cherché d'autres explications, appliquant un savant mélange de préceptes de sagesse japonaise et d'auto-encouragement. C'est ainsi qu'elle a trouvé dans des traités de maîtrise de soi des mouvements respiratoires destinés à chasser la peur. Ces techniques, dont je n'ai pas à juger l'efficacité, ne lui ont servi à rien. Corinne a même aggravé ses crises en essayant de respirer différemment. Elle restait prisonnière d'une explication médicale – « Je suis tendue à cause de mes poumons et de mon corps qui est fragile ». Elle ne cherchait qu'une recette et ne s'autorisait pas à décoller de ses organes.

La jeune femme a finalement accepté de rencontrer un psychothérapeute qui a pointé avec elle les principales causes de son trouble. Il lui a demandé de noter dans un carnet tous les symptômes et « bruits » corporels qui la gênaient. Il l'a aussi invitée à tenir l'inventaire de ses « pensées négatives ». Corinne s'est écoutée pendant trois semaines. Elle a tout consigné sur une petite feuille d'écolier à carreaux. « Ce n'est pas très gai, ça ressemble un peu au *Journal de Bridget Jones* ! » a-t-elle dit, comme si elle voulait s'excuser d'avoir eu tant de choses à écrire. Le psychothérapeute n'a pas répondu. Il lui a proposé de lire à haute voix l'inventaire de ses pensées négatives.

Je suis une fille impossible

« J'empoisonne la vie de mes proches. Je les oblige à écouter mes plaintes interminables. Je ne fais pas assez attention à eux. Je crois qu'au fond je suis assez désespérée ; désespérée et gaie à la fois pour être plus précise. Je me fais aussi des reproches. Je me traite de ratée de la santé, d'impotente des organes. Je me regarde et je m'insulte. Qui t'a fabriquée ? Qui assure la garantie, le service après-vente de ce tas d'os toujours malade ? »

Je me révolte

« Pourquoi suis-je aussi fragile ? C'est injuste à la fin. Je vais moins bien que les autres. J'ai moins de santé, moins de chance, de force, de calme. Je suis faible du cœur et du poumon. Pourquoi n'ai-je pas un corps tranquille comme tout le monde ? »

J'attends la catastrophe et la mort

« Le mot "mort" suffit à me faire peur. Je m'empêche de le prononcer et même d'y penser. Aujourd'hui, je vis sur le qui-vive, prête à mourir. Je prends mon pouls. Le moindre gargouillis dans mon estomac réveille ma peur de mourir. J'utilise parfois la musique pour me distraire. Mozart me détend un peu et puis la peur revient. Au milieu du disque, ce n'est plus le piano que j'écoute mais le rythme de mon cœur. Je sens mes artères battre sous le casque et Artur Rubinstein ne peut plus rien pour moi. »

Je vis à contretemps

« Mes meilleurs amis me disent que je suis trop émotive et que je réagis à contretemps. Je ne trouve jamais le bon rythme. Je m'énerve pour un rien. J'ai tendance à être "trop", trop heureuse ou trop malheureuse, selon les cas. Ces temps-ci, je suis surtout trop malheureuse. »

Je porte des chaussures neuves tous les jours

« Mon corps ne me va pas. Il n'est pas fait pour moi. Il me gêne tout le temps. Il n'y a rien à faire, je ne m'y habitue pas. À quel moment de l'essayage le tailleur s'est-il trompé ? Et le pire, c'est l'idée de devoir garder cette carcasse jusqu'à la fin. »

Après six mois de psychothérapie, Corinne a pu s'éloigner de ses pensées négatives. Les angoisses ont disparu elles aussi, réduisant en même temps sa tendance hypersensible. Corinne n'était plus sujette aux accès d'étouffement. Elle était moins gênée par les sensations venues de son corps. Il lui restait un autre parcours à entreprendre pour comprendre les causes plus anciennes de ses crises d'angoisse et de sa cénesthopathie.

C'est chez un psychanalyste qu'elle a retrouvé des

souvenirs d'enfance qu'elle croyait avoir oubliés depuis très longtemps. Elle s'est souvenue qu'elle était déjà une petite fille anxieuse. Dès son plus jeune âge, elle était obsédée par l'idée de la mort. Elle s'isolait et se repliait sur elle-même pendant des journées entières. Elle faisait semblant de lire. En réalité, elle méditait sur l'avenir du monde et pensait à sa fin prochaine. Elle avait besoin d'être protégée par ses parents, par ses frères et sœurs aînés et par ses professeurs. Elle prenait des airs de jeune fille anglaise romantique, tout droit sortie d'un roman de Jane Austen. Elle était polie, cherchant par des subterfuges la compagnie des adultes. Elle restait à côté d'eux, leur tenant des discussions sérieuses, heureuse de ne pas se retrouver en tête à tête avec ses obsessions.

Au fil de la thérapie, Corinne a aussi compris les motifs cachés de sa vocation de journaliste de guerre. Elle a choisi un métier à risque pour défier son angoisse. Elle a essayé de contrarier son besoin de sécurité, de réduire sa peur en la frottant à des vraies menaces. « Quand je suis en reportage dans un pays en guerre, je ne fais pas de crise. Les risques extérieurs me rassurent. Ils m'empêchent de penser à moi. Oserai-je le dire ? J'aime les bruits de bombes, les cris. Ils m'éloignent de mes poumons. » Les effets de ce traitement par la menace ne duraient pas. Il fallait chaque fois augmenter la dose de danger, chercher des situations encore plus exposées. Quand Corinne rentrait chez elle, les crises d'étouffement redoublaient. « Dès que je ne travaille pas, je me retrouve face à moi-même, dit-elle, je surveille ma respiration. Ce surcroît d'attention ne m'apporte rien de bon. »

Aujourd'hui, alors qu'elle peut être considérée comme complètement guérie, Corinne fait avec moi le bilan de son parcours d'ex-anxieuse. « Je crois, dit-elle, qu'à un certain moment de ma vie j'avais besoin de ces crises pour vivre. Elles m'ont tenu compagnie à une époque où je me sentais seule et découragée. Elles étaient les seuls événements de ma vie. »

Avec le recul, Corinne se compare à une femme atteinte de vertige. Elle a peur du vide mais elle ne peut s'empêcher de se pencher vers ce qui la terrorise. Corinne rêvait de ne plus souffrir tout en cultivant de manière involontaire ses difficultés. Elle respirait fort au moment où apparaissaient les premiers signes d'étouffement. Ce faisant, elle aggravait ses problèmes respiratoires et déclenchait les crises. Elle avait peur de la maladie tout en cherchant constamment des symptômes inquiétants. Son attitude d'amour et de haine de l'angoisse donne raison aux réflexions du psychiatre Henri Ey : « Chez l'anxieux [...] le mot de fascination revient comme un refrain, évocateur de l'ambivalence de la situation vécue comme menaçante et comme une menace désirée [...]. L'anxieux ne peut ni vouloir ni être convaincu. Il ne peut prendre aucun recul à l'égard de la situation affreuse qui le fascine [1]. »

L'attention sélective

Corinne est une vraie « malade de la sensation physique ». Son parcours est malgré tout exceptionnel. Il est bien rare qu'un anxieux ait besoin de tant de traitements, de consultations médicales en urgence, d'une psychothérapie cognitivo-comportementale et d'une psychanalyse. La plupart des obsédés de la santé – les hypersensibles ne font pas exception – s'accommodent de leur état, apprennent à vivre avec. Ils trouvent parfois

1. H. Ey, P. Bernard, C. Brisset, *Manuel de psychiatrie*.

une aide en dehors de la médecine et de la psychothérapie sous la forme de cours de danse, de gymnastique ou de toute autre activité physique et artistique. Ils apprennent ainsi à faire la paix avec leur corps, à le rendre moins réceptif, moins poreux en quelque sorte. Ils essaient de mieux se connaître, de savoir dans quelles circonstances les sensations physiques sont les plus gênantes. Quelques informations, tirées des travaux expérimentaux nord-américains dans ce domaine, peuvent les aider.

L'hypersensibilité est un mélange d'attention sélective et de pessimisme. L'attention sélective, l'attente du pire, le goût du détail sont des traits de caractère classiques des anxieux. Celui qui s'inquiète surveille tout. Il pourrait faire sienne la remarque de Paul Valéry dans ses *Carnets* : « Je n'y peux rien, tout m'intéresse. » Chaque fois que je reçois un anxieux pour une première consultation, je suis frappé par sa concentration, son attention soutenue au moindre détail. Il balaie d'un regard panoramique mon bureau. Il repère ce qui s'y trouve et cherche des menaces possibles. Il mène ensuite la consultation comme un oral d'examen. Il regarde discrètement ses notes pour être certain de n'avoir rien oublié. Il me cite une liste de symptômes pour lesquels il veut une explication ou un traitement. Il n'est pas rare qu'il me dise que les vacances et la fin de la semaine sont les moments qu'il supporte le plus mal. En fin de semaine, il ne peut plus utiliser son travail pour se distraire. Il a enfin le temps de s'intéresser à lui !

Le psychiatre américain Arthur Barsky[1] a démontré que l'excès d'attention est fréquent chez les anxieux.

1. A.J. Barsky *et al.* [1993, 2001].

Il a recruté par petites annonces – c'est l'usage aux États-Unis – des adeptes de la course à pied. Il leur a proposé de courir sur un tapis roulant avec un baladeur sur les oreilles. Chacun des coureurs fournissait le même effort. Les sportifs étaient répartis par tirage au sort en deux groupes. L'un des groupes était invité à se concentrer sur son corps. Les coureurs entendaient en direct sur le baladeur leur propre respiration. Ils recevaient aussi des informations sur leur rythme cardiaque. Le deuxième groupe de coureurs était celui des « naïfs ». Ils n'entendaient ni leur cœur ni leur respiration, mais de la musique et des bruits de la nature. Le premier groupe, celui des hypervigilants, a été beaucoup plus incommodé par l'exercice. Les sportifs attentifs étaient, pour un effort égal, plus essoufflés que les naïfs qui n'écoutaient que de la musique. Ils se sentaient plus fatigués, avaient plus de palpitations, transpiraient davantage et étaient plus angoissés.

Arthur Barsky a poursuivi ses expériences avec un montage encore plus compliqué. Il a voulu savoir si les anxieux qui s'écoutent le plus connaissent mieux leur corps que les autres. Il a demandé aux consultants de l'hôpital de Boston d'estimer leur fréquence cardiaque. Les volontaires étaient assis au calme dans des fauteuils confortables. Ils écoutaient des séries de battements plus ou moins rapides. Ils devaient deviner laquelle de ces séries avait la même fréquence que leur propre rythme cardiaque. Ils ne se fiaient qu'à leur impression subjective, à la perception de leur corps. Ils n'avaient pas le droit de prendre eux-mêmes leur pouls ou de se servir d'une montre. Dans le même temps, leur rythme cardiaque était enregistré en continu par un électrocardiographe. Deux mesures de la fréquence cardiaque pouvaient être comparées. L'une était une estimation subjective, l'autre une mesure objective. Les obsédés de la santé, qui portent plus d'attention à leur corps, se sont plus souvent trompés que les autres dans le calcul de leur fréquence cardiaque. Seuls 5 % des hypersensibles sont capables d'estimer leur vrai rythme cardiaque. Chez les autres consultants de Boston, le taux de réussite est de 14 %. Les anxieux, on le voit, ont tendance à être hypersensibles et imprécis. Ils repèrent le moindre signe mais ils l'interprètent mal. Ils amplifient les « bruits » de leur corps et se trompent plus souvent que les autres. En conjuguant hypersensibilité et erreur de jugement, ils se persuadent à tort qu'ils sont malades. Nos anxieux amplifient tellement leurs sensations qu'ils les déforment et leur donnent un sens anormalement inquiétant.

Mécontent de tout !

Le pessimisme peut être un symptôme de dépression. Il s'associe alors aux autres signes de la tristesse pathologique que sont le découragement, le dégoût et la perte d'envie. Le déprimé se regarde dans la glace et il a l'impression d'avoir vieilli brutalement. Il a dépassé, c'est sûr, la limite au-delà de laquelle son ticket n'est plus valable. Il est maintenant trop fatigué, ou trop vieux, trop malade pour continuer à prendre du plaisir voire une simple place dans l'existence. Il se replie sur lui-même et se branche à l'écoute de ses douleurs. Tout symptôme lui apparaît comme l'annonce d'un mal incurable. Il souffre de douleurs qui ne s'expliquent pas mais dont il pressent qu'elles sont graves. Il se plaint de la tête, de la poitrine, de la langue, du cou ou de l'abdomen. Sa douleur est plus forte le matin, au réveil, quand il se rend compte qu'il devra affronter une nouvelle journée de calvaire. Elle s'accompagne d'un sentiment d'épuisement ou de tête vide. Il n'écoute pas ceux qui tentent de le rassurer, souvent de manière maladroite. Comment pourrait-il prendre un symptôme à la légère quand il est persuadé d'être atteint d'un mal incurable ? Ce pessimisme dépressif est plus fréquent après cinquante ans. Il réalise la forme extrême de la célèbre « crise du milieu de la vie », à laquelle peu échappent quand ils dressent le bilan du chemin parcouru et du temps qui leur reste.

Le pessimisme dépressif se retrouve plus souvent, si l'on en croit les études récentes, chez des hommes timides au caractère susceptible et rancunier. Nos pessimistes dépressifs ont tendance à se vexer facilement. Ils parlent peu volontiers d'eux, trouvant plus facile de se plaindre de leur corps. Ils se replient sur eux-mêmes mais restent avides de contacts humains. Ils ont besoin que leurs amis ou leur famille leur témoignent de l'intérêt, les écoutent dans ce qui leur paraît être l'une des étapes les plus difficiles de leur vie. Ils sont pourtant trop fiers pour demander de l'aide à leurs proches. Une fois encore, la sensation corporelle prend le relais de la parole défaillante.

Le pessimisme peut aussi être un trait de caractère qui n'est pas un signe de dépression. Il représente une disposition d'esprit peu étudiée par les psychiatres. Le pessimiste, nous dit le *Robert,* est un homme mécontent de tout. Voilà un vrai projet de vie que le pessimisme ! Cet homme, poursuit le dictionnaire, cultive le mécontentement et l'attente du pire. Son esprit est programmé pour voir le mauvais côté des choses. Les cardiologues, avant les psychiatres, commencent à mieux connaître les dangers du pessimisme, qu'ils ne sont pas loin de considérer comme une vraie maladie. Ils ont montré que les pessimistes ont, après un infarctus du myocarde, un taux de mortalité plus élevé que les optimistes.

Marvin est, souvenons-nous, un grand hypersensible et aussi un professionnel du pessimisme. Il interprète ses accès de fatigue ou la moindre douleur comme l'annonce de la vieillesse, voire de la mort. C'est pour cela qu'il veut de la DHEA. « Le jour de ma première élongation après un match de tennis, dit-il, je me suis dit que ma vie était en train de changer. J'ai pensé que je commençais à avoir des blessures de vieil homme. J'avais peur de ne plus jamais pouvoir rejouer. Je craignais que la douleur dure plusieurs mois. J'y pensais sans cesse. »

L'actualité contribue elle aussi à entretenir le pessimisme ambiant. Quand s'abat sur nous une menace de guerre bactériologique, les symptômes anodins ne le restent pas longtemps. Sont-ils les prémices de l'anthrax ? Le moindre frisson inquiète, dans ces conditions. Aucune grippe n'est vraiment bénigne, jusqu'à preuve du contraire. L'information médicale délivrée à haute dose apporte à son tour son lot de pessimisme. Sous prétexte de rassurer, combien d'émissions ou d'articles médicaux ne terrorisent-ils pas leur public ? Pour peu que la presse avertisse des dangers de l'exposition aux rayons solaires, des risques de cancer, les plus sensibles s'affolent au premier coup de soleil. Une rougeur sur la peau annonce le mélanome ou au mieux la déshydratation et les rides précoces. Une étude des effets de l'aspirine après l'infarctus du myocarde a confirmé l'importance de l'information et des attentes pessimistes. Les patients inclus dans cette étude avaient reçu, comme l'exige la loi, une information détaillée sur les risques qu'ils couraient sous aspirine. Ils ont été invités à lire un livret rappelant toutes les maladies que peut provoquer l'aspirine. Ces patients informés des risques, prisonniers d'une information menaçante, ont eu plus mal au ventre et plus de mal à digérer que les autres.

Le pessimisme peut-il se soigner quand il n'est pas le symptôme d'une maladie dépressive ? Le psychiatre que je suis est embarrassé pour répondre. La psychiatrie peut-elle apprendre à celui qui est mécontent de son sort à s'en satisfaire ? Sait-elle donner des leçons d'optimisme en invitant un consultant à voir dans toute circonstance le bon côté des choses et à en attendre une issue heureuse ? Ces questions sont rarement abordées. Elles mettent les praticiens en situation difficile. Ils ont en effet pour vocation de soigner et non de diriger les consciences. Il n'est pas dans leurs fonctions d'injecter de l'optimisme. Le psychiatre ou le psychothérapeute peut malgré tout essayer de comprendre ou d'aider à comprendre les racines de ce mal. Plus que les réponses ou les raisonnements assenés au nom d'une docte connaissance, les questions sont utiles. Depuis quand vous attendez-vous au pire ? Quelles expériences de votre vie vous ont conforté dans cette opinion ? Le pessimisme est-il une tradition familiale, une valeur dans laquelle vous avez été élevé ? Les nouvelles psychothérapies cognitivo-comportementales ne s'embarrassent pas des scrupules qui retenaient leurs aînées. Elles abordent directement la question du pessimisme, essayant d'entraîner ceux qui les consultent à changer de pensées, de croyances, et à trouver systématiquement une pensée optimiste chaque fois que les envahit une vision catastrophique. Cette aide, qui peut sembler naïve en apparence, est souvent efficace. Elle se réalise comme un entraînement, un exercice. Le psychothérapeute tient le rôle de superviseur, aidant le pessimiste à retrouver l'optimiste caché en lui.

Les nouveaux stoïciens

Les nouveaux stoïciens ont avec leur corps une relation bien différente de celle que nous venons de décrire. Ils sont, comme Maryse la marathonienne, résistants ou même insensibles aux sensations physiques désagréables. Chacun se souvient de l'histoire du jeune spartiate dont on raconte les prouesses aux lycéens pour les encourager à résister aux épreuves physiques et morales. Le garçon avait volé un renard. Il ne voulait pas avouer son vol. Il a caché le renard sous sa robe pendant la classe. Par fierté, il a laissé le renard dévorer son ventre plutôt que de se lever, d'interrompre la classe et de se dénoncer. Les stoïciens, comme les spartiates, cultivent dans l'Antiquité l'indifférence à l'égard de la douleur. Ils ont élevé au rang de vertu la capacité d'oublier son corps. Ils glorifient l'endurance et se conduisent, selon le mot de Vladimir Jankélévitch, en « fakir philosophe ». Ce qui disparaît chez eux, c'est la « préférence différentielle ». Le stoïcien « subalternise et bagatélise ». Quand on est dégagé des détails de la vie terrestre, il n'y a pas de raison de rechercher la richesse plutôt que la pauvreté, la santé plutôt que la maladie. C'est un grand signe de sagesse pour les stoïciens de se promener nu en plein soleil sans craindre l'insolation et tout aussi nu en plein hiver sans craindre le gel. Les messages venus de leur corps sont des paroles qu'ils peuvent décider ou non d'écouter. « Ce bras, disait Épictète, que le bourreau vient de casser n'est pas à moi. Il pourrait être aussi bien à un autre. Il est un objet quelconque. » Le stoïcien, celui de l'Antiquité ou notre contemporain, ne se plaint pas. Il ne semble même pas remarquer les maladies et les infirmités que nous considérons comme douloureuses ou extrêmement désagréables. À y regarder de plus près, le stoïcien agit comme s'il s'était détourné de son propre corps. Du haut de l'observatoire où il est parvenu, « tant mieux » et « tant pis » deviennent indiscernables. Le plaisir et la douleur le laissent pareillement indifférent. « Ils ne convertissent pas, écrit encore Jankélévitch, la douleur en plaisir, ce qui serait une super-acrobatie. Mais ils arrivent à séparer Sentir et Ressentir. La douleur ne leur fait pas mal. La souffrance ayant quitté la douleur, il ne reste qu'une douleur indifférente et résiduelle, coquille creuse ou enveloppe sans noyau. »

Cette relation aux sensations physiques est aussi excessive que celle des hypersensibles que nous venons de quitter. Elle en est la forme négative. Le nouveau stoïcien nie la maladie, le risque et le danger autant que l'hypersensible recherche les symptômes. Il ne se protège pas et ne se soigne pas, même quand il en a besoin. Il tente de maîtriser sa crainte de la maladie en refusant l'existence de son corps. Ce comportement se cache souvent derrière une apparence de normalité. Il s'apparente à du courage, à de la force de caractère chez celui qui est « dur à la douleur ». Il conduit pourtant à une attitude médicale aberrante, voire dangereuse pour la santé. Notre stoïcien a trouvé un traitement radical de la peur de la maladie : se convaincre qu'il n'a pas de corps. Certains sportifs vont encore plus loin dans l'oubli du corps. Un joueur de rugby gallois s'était fracturé la jambe pendant un match important. Pris par la fièvre de la compétition, il n'a pas senti la douleur. Il ne pensait qu'à gagner. Son attention était tout entière tournée vers le résultat. Dès le coup de sifflet final, il s'est « souvenu » de sa blessure. Il s'est effondré, ressentant brutalement la douleur jusque-là ignorée. En exergue de ce chapitre, on a vu Marcel Proust souligner qu'un soldat peut, dans le feu de l'action, être gravement blessé, perdre un bras quelquefois, sans éprouver vraiment de douleur. C'est qu'il est pris dans une action dont dépend sa survie. La fureur du combat, le danger de la situation l'anesthésient. L'esprit absorbé par la bataille, il n'écoute pas son corps. Ce n'est que plus tard qu'il recommencera à habiter son corps. Il constatera à ce moment l'ampleur des dégâts. Les témoignages des anciens combattants qui ont continué à se battre en dépit de graves blessures confirment cette impression de « trou noir ». L'un d'entre eux, ancien combattant du Vietnam, racontait dans ses Mémoires : « J'ai eu l'impression de me réveiller d'un long cauchemar quand je suis revenu à New York. Je ne me souviens plus de la manière dont j'ai été blessé. Il ne me reste que des cicatrices d'une guerre que je n'ai pas l'impression d'avoir faite. »

Le psychiatre Thomas Szasz a rencontré Albert, l'un de ces nouveaux stoïciens. Son insensibilité n'est pas, comme celle du guerrier, un moment d'égarement transitoire. Elle est un trait majeur de son tempérament, déterminant la plupart des choix de sa vie. Albert, donc, est un homme d'âge mûr. Il demande de l'aide à la suite d'un mariage malheureux. Avant de consulter Szasz, Albert a été traité pendant plusieurs années par un psychanalyste. Il avait l'impression de tourner en rond, d'être arrivé à une impasse. Il pensait que son analyse ne lui servait plus à rien. Il se sentait de plus en plus frustré et malheureux. Cette situation émotionnelle était exactement celle qu'il avait vécue avec sa femme et, dans l'enfance, avec sa mère. La mère d'Albert, il le raconterait plus tard, lui avait appris à faire disparaître son corps. Elle l'avait élevé dans l'idée qu'il était malade. Elle croyait qu'il était atteint de la tuberculose puis d'une maladie du cœur. Elle le surprotégeait, le traitant en agonisant. Au moindre symptôme, elle l'obligeait à consulter. Albert était un enfant unique. Son père, peu présent à la maison, ne parvenait pas à calmer les angoisses de la mère. L'enfance d'Albert s'est donc déroulée dans une atmosphère où la seule question était de savoir s'il était ou non malade et s'il allait bientôt mourir. Le jeune Albert, devant toutes les précautions de sa mère pour le protéger, s'est persuadé qu'il avait une « mauvaise santé ». Dans un autre registre, mais toujours pour le protéger, sa mère lui avait strictement interdit la masturbation. Elle lui avait expliqué que la masturbation risquait de le rendre malade, voire de le tuer. La peur de la maladie, l'interdiction menaçante de la masturbation et tout le reste de son éducation l'ont conduit à développer une forte inhibition envers son corps. Albert a donc appris à prendre de la distance par rapport à ce corps encombrant, à l'oublier. Il a déplacé son intérêt vers des questions intellectuelles. Il s'est pris de passion pour les sciences politiques, l'économie et la morale. Le but de sa vie était de se conduire en véritable humaniste et de mettre en accord ses actes avec l'image qu'il avait de lui-même. Albert a longtemps réussi à vivre comme un pur esprit. S'il prenait froid, par exemple, il ne se soignait pas, ne se couvrait pas davantage. Il ne ressentait pas les sensations douloureuses. « Jamais, écrit Thomas Szasz, il ne se plaignit d'un symptôme quelconque, et il semblait vraiment ne pas s'en apercevoir. Tout tendait à prouver, cependant, qu'il s'agissait d'une défense très forte et importante. »

Ce qu'Albert disait de l'activité sexuelle était significatif de son refus du corps. Il se considérait comme « impuissant » ou « indifférent à la sexualité ». Il ne parlait jamais spontanément de ses propres sentiments, de son désir ou de son plaisir sexuel. Albert cachait sa peur de la sexualité en fixant son intérêt sur le désir de sa partenaire sans penser à son propre plaisir. Il envisageait la sexualité comme un « service » que l'on rend à une femme en s'appliquant le plus possible. Seuls comptaient les orgasmes de sa partenaire. En cours d'analyse avec Thomas Szasz, Albert a réussi à exprimer sa peur globale de la sexualité. Il a peu à peu compris les causes de son extrême générosité sexuelle. Cet excès d'altruisme lui permettait de rester à distance de son propre plaisir et de ses sensations. Il cachait ses vrais sentiments derrière une grande douceur et un caractère prévenant. Il avait peur des femmes et les haïssait parfois sans oser se l'avouer. Le travail psychanalytique lui a montré que son refus du corps était une défense contre l'angoisse. Albert avait si peur de la maladie « promise par sa mère » qu'il avait expulsé cette crainte hors de sa conscience. Il l'avait refoulée. Mais comme toute pensée ou toute peur refoulée, la peur de la maladie était réapparue sous la forme du refus du corps. La véritable cause de son angoisse, qu'il n'a comprise qu'après plusieurs années d'analyse, était donc la certitude acquise dans l'enfance d'être chaque jour sur le point de tomber malade. Toute sensation corporelle lui rappelait la peur de son enfance. Pour s'en défendre, il refusait en bloc tous les messages du corps, ceux qui lui étaient désagréables, comme la maladie, et aussi les sensations agréables qu'aurait pu faire naître en lui la sexualité.

Les nouveaux stoïciens ont bien du mal à communiquer normalement avec leur corps. En réaction à une ou plusieurs angoisses, ils ont refusé d'écouter leurs organes, d'être attentifs aux réactions physiologiques.

Comme dans l'histoire d'Albert, c'est souvent la peur de la maladie qui les a conduits à occulter leur corps. Ils ont inconsciemment trouvé une parade à la peur de la mort et de la maladie. Dans ses formes les plus marquées – l'histoire d'Albert est à ce titre exemplaire –, le refus du corps représente aussi un vrai danger pour la santé. Les nouveaux stoïciens adoptent un comportement de l'ordre de la « contre-hypocondrie ». Les maladies, même les plus graves, ne sont pas soignées. Les mesures de prévention élémentaires, comme les vaccins, sont refusées sous d'étonnants prétextes : « Moi, je n'en ai pas besoin, je suis assez bien équipé pour me défendre seul contre la maladie. » Une touche de superstition et un soupçon de pensée magique viennent renforcer les aberrations de cette conduite. Le nouveau stoïcien se comporte face au danger comme l'homme qui se jette du haut d'un building et se répète pendant sa chute : « Jusque-là, tout va bien ! »

4

Les maladies du temps

« L'homme qui souffre ressemble au pianiste qui ferait volontairement une fausse note, par modestie ou gentillesse ! »

Vladimir Jankélévitch,
« Le Mal », in Philosophie morale

Hypersensibles et pessimistes, les anxieux se trompent d'interlocuteur, demandant pêle-mêle des conseils sur les vaccins à leur collègue de bureau ou une aide psychologique à leur dentiste. Leur trop-plein de sensibilité et de perfectionnisme sanitaire les expose particulièrement à deux maladies qui sont en passe de devenir épidémiques : le syndrome de fatigue chronique et les douleurs rebelles, encore appelées syndrome polyalgique idiopathique diffus... pour les intimes. Dans ces deux cas, la fatigue et la douleur cessent d'être perçues comme des réactions normales et utiles. Elles deviennent un motif de consultation... et d'inquiétude constante. Les spécialistes et les généralistes voient ainsi affluer de grands malades, en attente de traitements « révolutionnaires », qui n'ont en fait besoin que d'un peu de repos. Même les psychiatres reçoivent des cadres ou des ouvriers qui se plaignent d'être épuisés, « cassés », perclus de névralgies. Ces grands malades imaginaires passent de la fatigue à la douleur et surtout veulent comprendre ce qui leur arrive. Ils me demandent si leur épuisement ne cacherait pas par hasard une dépression ou une autre maladie plus rare que seul le spécialiste pourrait dépister. Ils sont prêts à ajouter, dans un emploi du temps déjà surchargé, des séances de psychothérapie ou de relaxation qui leur redonneraient de l'énergie. Ils cherchent l'adresse d'un centre antidouleur, le nom d'un nouvel antalgique qui n'abîme pas l'estomac et ne donne pas de dépendance. J'ai envie de leur dire qu'ils sont avant tout malades du surmenage. Leur fatigue et leurs souffrances viennent de leur *Palm Pilot* toujours connecté ou de leur téléphone qui vibre sans relâche. Je leur suggère un peu de repos, des vacances pourquoi pas, même si ce seul mot leur fait peur, étant synonyme de vacuité, de temps mort. Un homme en vacances est pour eux un homme mort. Ils m'écoutent poliment et se préparent à aller consulter un autre psychiatre qui les comprendra mieux, leur donnera un vrai traitement.

Les douloureux et les fatigués, habitués qu'ils sont aux défis, voudraient bien que leur médecin, quelle que soit sa spécialité, les accompagne dans leur fuite en avant. Ils espèrent pouvoir travailler encore plus, passer plus de temps dans les salles de gymnastique, en se sentant moins fatigués, en éprouvant moins de douleurs. Ils croient au mythe de l'organisation, pensent qu'une meilleure « gestion du temps » – quelle étrange association de mots ! – ou une autre « organisation de vie » les sauvera. Le psychiatre qu'ils rencontrent résiste autant qu'il peut à leurs demandes. Il préférerait leur apprendre à renoncer à leur obsession de l'efficacité, de la santé parfaite et de l'emploi du temps complet. Et s'ils essayaient de retrouver le goût de la paresse, du temps perdu, de la rêverie, de la promenade sans but pour le simple plaisir de flâner ? Il faudrait pour cela qu'ils abordent le vrai motif de leur angoisse, aujourd'hui nié, caché, déplacé. S'ils renoncent à la peur de l'inaction, s'ils se reposent et prennent le temps d'écouter leurs angoisses, que trouveront-ils ? Cette perspective leur fait trop peur. Ils ne s'y résolvent pas. Il leur paraît plus facile de continuer à se plaindre de leurs organes. Ils veulent bien essayer de comprendre la cause de leur état à condition que l'explication n'implique pas une remise en question. Ils cherchent des réponses « objectives », des explications. Essayons de leur en donner quelques-unes.

La grippe des yuppies et autres karoshis

Les obsédés de la santé ont longtemps été des amateurs de fatigue et de fortifiants avant de sombrer dans un état d'épuisement complet. Observons Maryse au milieu d'un groupe de coureurs du dimanche. Ils partent tous d'une même foulée, heureux de la promenade qui s'annonce. Le groupe se disloque après quelques minutes quand apparaissent chez certains les premiers signes de fatigue. Les « fatigophobes » ralentissent le rythme dès qu'ils se sentent essoufflés. Ils ont peur de forcer, de puiser dans leurs réserves. La fatigue est pour eux un signal d'alerte, les incitant au repos. L'autre partie du groupe, celle des « fatigophiles », se dope à l'effort. Maryse en fait partie... elle en est même la meneuse. Elle cherche le point de rupture, la limite musculaire. Elle ne comprend pas les « fatigophobes » attablés devant une boisson fraîche, heureux de récupérer tranquillement. Elle s'offrirait bien un tour de plus pour battre son record personnel et transpirer davantage. Maryse ne se contente pas de courir après la fatigue, elle la combat en même temps par des fortifiants. Il existe une psychologie particulière du drogué du fortifiant qui recoupe celle de l'obsédé du soin et de la performance, avec une relation encore plus complexe à la maladie. Il soigne, par anticipation, la fatigue, une sensation normale qui n'est pas une maladie et ne nécessite normalement aucun médicament. Dans le même temps, il cherche à entretenir sa fatigue par son hyperactivité. Pourquoi vivre simplement quand on peut tout compliquer ?

Pour Maryse, l'hyperactivité physique est un bon compromis qui l'aide à vivre avec l'angoisse. Elle tire de son jeu, avec la fatigue, une énergie considérable. Son besoin d'oublier la peur et de faire abstraction de son corps la stimule et la pousse à accomplir des performances sportives qui étonnent son entourage. D'autres anxieux n'ont pas cette chance. Plus fragiles que Maryse, ils se sont épuisés à fuir leur angoisse. Ils s'effondrent brutalement, réduits à l'état de fatigués chroniques. Leur corps trop longtemps malmené les a abandonnés. Il les a trahis sans crier gare, les obligeant à passer leurs journées entre le lit et le fauteuil.

Ce syndrome de fatigue chronique, qui atteint surtout les yuppies – les génies de la finance et autres hyperactifs stressés –, reste une maladie mystérieuse, une forme extrême d'obsession de la santé. Les premiers cas sont apparus dans une petite ville américaine touristique près du lac Tahoe. Ils concernaient des jeunes gens ayant réussi dans le commerce et la finance qui perdaient brutalement toute leur énergie, se couchaient et arrêtaient de travailler. Ils étaient persuadés que leur santé était ruinée. Certaines professions, en dehors de la finance, paraissent plus exposées. Il s'agit des médecins, des infirmiers, des pionniers de la nouvelle technologie, de tous ceux qui racontent plaisamment : « J'aime tellement les trente-cinq heures que je les fais trois fois par semaine ! » Au Japon, les karoshis sont des ouvriers modèles travaillant soixante-dix à cent heures par semaine. Ils dédient leur vie à l'entreprise. Nombre d'entre eux meurent jeunes, de maladies du cœur ou d'une attaque cérébrale. Quand ils échappent à la mort précoce, ils sont fréquemment atteints par la fatigue chronique.

Nos fatigués chroniques, qu'ils viennent des États-Unis, du Japon ou des tours de la Défense, ont auparavant abusé du travail et de l'effort physique comme d'une drogue. Ils ont joué avec leur seuil de résistance, emportant toujours plus de dossiers à la maison. Tous les moyens ont été bons pour s'épuiser : la gymnastique, le sport au-delà de ce qu'autorisaient leur âge et leur condition physique, le bricolage acharné (repeindre son appartement en deux jours), et surtout le surinvestissement professionnel. Le drogué du travail, dont nous avons décrit la psychologie dans un ouvrage précédent – *Encore plus !* –, est un acharné silencieux. Il travaille seul, il dort peu et ne part pas en vacances. Il éprouve un plaisir particulier à quitter le bureau le dernier, au milieu de la nuit, ou à venir travailler les jours fériés. Il rentre chez lui fourbu mais apaisé, rassuré par l'impression d'être quelqu'un d'important. Il en a des preuves : il est le plus actif de son entreprise et les autres ne sont que des fainéants. Quand il rentre à la maison, sa journée de travail n'est pas terminée. Il relit ses notes et prépare ses rapports. Il refuse parfois l'informatique, préférant tout recopier lui-même dans d'énormes cahiers qu'il a toujours sur lui. Leur poids, comme celui du travail qu'il s'impose, l'épuise et le rassure à la fois.

Comment reconnaître le passage de l'excès de travail au syndrome de fatigue chronique ? Les malades

de l'épuisement cessent brutalement de travailler. Ils ont l'impression d'être vidés, d'avoir perdu leur désir, leur énergie. Le moindre effort leur coûte beaucoup. « Je crois, me disait l'un d'eux, que je passe ma vie à nager contre le courant. Je lutte, je résiste, jusqu'au moment où je me laisse emporter, dériver. » En plus de la fatigue, ils se plaignent parfois de vertiges, de douleurs vagues mais bien gênantes. Ils ont, comme Corinne, l'impression qu'ils vont mourir par étouffement. Ils ne peuvent respirer profondément. Eux qui étaient des bourreaux de travail n'arrivent plus à se concentrer même pendant quelques minutes. Ils feuillettent leurs dossiers sans les lire vraiment. Les images de la télévision ne retiennent pas non plus leur attention. Ils zappent sans s'intéresser à un programme ou à un autre. Nos hyperactifs ne sont pas fiers d'eux, depuis que leurs forces les ont abandonnés. Ils se reprochent leur perte d'énergie, incompréhensible, presque scandaleuse à leurs yeux de travailleurs modèles. C'est avec morosité et sans le moindre espoir qu'ils envisagent l'avenir. Quant au présent, il ne leur plaît pas non plus. Ils expriment leur mal de vivre dans des accès de colère ou des cris. Ils exaspèrent leur entourage, lui assènent des reproches, alors qu'en réalité c'est surtout contre eux-mêmes qu'ils éprouvent de la rancune.

Les fatigués chroniques américains ne manquent pas d'énergie pour défendre leurs intérêts. Ils se sont regroupés en un lobby fédéral et ont ainsi fait reconnaître leurs droits. Ils continuent à faire pression sur le gouvernement pour que leur maladie soit reconnue, indemnisée, mieux comprise et mieux soignée. Ils ont déjà obtenu en partie gain de cause. Depuis 1988, l'Association des psychiatres américains a adopté une définition du syndrome de fatigue chronique. Elle le considère comme une vraie maladie caractérisée par « un sentiment subjectif persistant de fatigue physique et mentale, durant au moins six mois, entraînant une réduction de l'activité habituelle du sujet d'au moins 50 % ». Les autres symptômes recensés par les psychiatres américains sont les frissons sans fièvre, la sensibilité des ganglions lymphatiques, les douleurs, la tendance au malaise ou à l'évanouissement après tout exercice physique.

La fatigue ne s'explique pas par une maladie psychiatrique. De nombreuses hypothèses ont été avancées pour rendre compte de cette grippe des yuppies. Les premières théories accusaient un virus, le virus Epstein-Barr, également retrouvé dans une maladie banale, la mononucléose infectieuse. Cette infection est aussi appelée maladie du baiser parce qu'elle se transmet à l'adolescence par les premiers baisers. Certaines formes de mononucléose infectieuse, plus tardives, pourraient atteindre les employés modèles. L'infection virale expliquerait la fatigue, l'augmentation du volume des ganglions et les différentes douleurs. Aucune étude scientifique récente n'a confirmé cette piste virale... Aucun travail ne permet non plus d'être sûr que cette explication n'est pas la bonne. L'histoire ne dit pas non plus si c'est à cause d'un baiser que nos cadres survitaminés sont devenus des princes charmants plongés dans le sommeil de la Belle au bois dormant. Les études systématiques ont seulement montré que les fatigués chroniques ne sont pas tous infectés par le virus Epstein-Barr. Le scénario d'une épidémie virale clouant au lit les cadres de la finance reste du domaine de la fiction. D'autres explications ont été avancées. Elles suggèrent une anomalie de l'immunologie ou des microfibres musculaires. Là encore, il ne s'agit que d'hypothèses en voie de confirmation... ou de réfutation. En attendant de savoir pourquoi ils sont fatigués, les malades sont de plus en plus déprimés : 70 % d'entre eux – les chiffres sont stables quels que soient les pays étudiés – sont déprimés ou anxieux.

Comment comprendre le caractère de ces fatigués chroniques ? Ils sont épuisés par leur lutte contre l'anxiété. Ils essaient de chasser de leur esprit des pensées négatives. Ils vivent dans un sentiment constant d'échec et d'incomplétude, avec une tendance à la timidité, au doute et à l'hésitation. Ce tableau psychologique dessine une personnalité particulière. Le futur fatigué est un perfectionniste, un éternel insatisfait. Il veut travailler toujours plus, maîtriser l'organisation de sa vie, préférant le travail aux loisirs. La timidité l'empêche d'exprimer directement ses sentiments. Il trouve des refuges successifs dans l'informatique ou dans la salle de gymnastique, lieux où il n'est pas nécessaire de communiquer ou de parler de soi. La fatigue extrême l'empêche de travailler et le conduit à renoncer à toute vie sociale. Il ne sort plus de chez lui, ne rencontre plus ses amis et délaisse sa famille. L'un des fatigués chroniques que j'ai reçus en consultation, ancien médecin réduit à une inaction complète, a ainsi décrit son état : « Je suis à la fois fatigué et inquiet de ma fatigue. J'ai peur qu'elle ne cache une maladie encore plus grave que celle que je vis aujourd'hui. Je suis aussi gêné par une impression de manque de résistance. Un rien me lasse. Je n'arrive même plus à soutenir une conversation de quelques minutes. Je passe ma journée à me souvenir du passé, à ruminer les échecs de ma vie... et il y en a beaucoup. J'ai l'impression de ne plus savoir me servir de mon pauvre cerveau, ni même de mes bras ou de mes jambes. »

Le psychiatre suisse F. Madioni a voulu comprendre les causes de la fatigue chronique dans sa forme extrême. Il est l'un des premiers à avoir rencontré plusieurs centaines de ces malades, réfugiés à Genève. Je l'imagine au bord du lac Léman, passant d'un fatigué à un autre et demandant à chacun de lui raconter sa vie. Nombreux sont ceux qui se sont prêtés de bonne grâce à ses questions. Ils ont décrit, d'une voix lente et calme, une « histoire sans histoires ». Ils n'ont pas subi d'agressions, de deuils ni d'autres traumatismes pouvant expliquer leur fatigue. La plupart ont souffert d'une grippe ou d'une autre maladie infectieuse avant de tomber dans une apathie dont ils ne sont plus sortis. « Il y a un an, l'hiver dernier, après une grippe, la fatigue m'a pris et ne m'a plus quitté », explique l'un d'eux. Leur niveau scolaire est bon, même excellent. Ils ont passé un baccalauréat puis réussi des études supérieures. Avant d'être malades, ils menaient une vie professionnelle, elle aussi sans histoires. L'épuisement les a atteints brutalement. Ils se sont effondrés du jour au lendemain. Chacun peut dater au jour près, à la minute près, le moment où il a perdu son énergie. Un chef d'entreprise se souvient : « C'était pendant l'été 1990, fin août, au retour des vacances en famille, comme d'habitude, que je me suis senti incapable de redémarrer mes activités habituelles. Je n'arrivais plus à suivre le rythme. D'un seul coup, tout s'est ralenti. »

Ils décrivent le même sentiment de vide douloureux : « La fatigue est dans mes jambes, dans mes bras. C'est comme si mon corps ne répondait plus à mes ordres. Je n'ai pas l'impression d'être triste. C'est différent. J'ai les mêmes envies qu'avant mais je n'arrive pas à tenir le rythme. » Ils ont un besoin exagéré de dormir pour fuir leurs angoisses. Le sommeil, pourtant, ne leur permet pas de se reposer ni de récupérer. « Je commence à marcher, explique l'un d'eux, et je suis très vite épuisé, dès les premiers pas. Je n'arrive plus

à récupérer, même en vacances ou après une nuit de repos. J'ai de plus en plus besoin de dormir. Le matin, je suis aussi fatigué que le soir avant de me coucher. Si je m'écoutais, je ne quitterais jamais le lit. Quelque chose a changé. » Un autre fatigué raconte : « Mon entourage est étonné de voir que je m'assois après chaque tâche, alors que j'ai toujours été quelqu'un de très actif et plein d'initiatives. » F. Madioni a poursuivi sans relâche l'analyse de son groupe d'épuisés. Quelques hypothèses émergent au fil des rencontres. Les malades de Genève ont du mal à communiquer leurs sentiments, leurs angoisses. Incapables de parler d'eux-mêmes, ils utilisent leur corps pour faire passer les informations. Les rares craintes qu'ils évoquent sont la peur du changement. Ils sont fixés dans des habitudes qu'ils ne veulent pas quitter. Même s'ils se sentent mal dans leur état actuel, ils n'ont aucune envie d'essayer de changer. Que nous cachent-ils d'autre ? F. Madioni a essayé de le savoir en les faisant parler de leur enfance. Ils lui font souvent la même confidence. Ils ont depuis toujours utilisé la fatigue comme un mode de communication. Ils ont été considérés comme des enfants « paresseux, silencieux et sages ». L'un d'eux lui dit : « On me faisait toujours des remarques sur ma lenteur, tant ma mère que ma maîtresse. J'étais le plus calme de la maison, nous étions cinq enfants et j'étais considéré comme un vrai paresseux, incapable de prendre des initiatives. » Devenus adultes, ils ne passent plus pour des paresseux mais pour des hyperactifs. Les futurs fatigués chroniques vont pendant un temps courir après l'effort et la réussite sociale au point de devenir des personnages importants, des « gens à responsabilités ». L'un d'eux évoque la vie de bourreau de travail qu'il a menée avant d'être cloué au lit par la fatigue. Il travaillait dix heures par jour. Même ses loisirs étaient épuisants. Il jouait au golf quatre fois par semaine. « Depuis que je suis malade, personne ne me reconnaît. Avant, je me faisais toujours remarquer par mon activisme, mon volontarisme. J'épuisais mon entourage à tant marcher et travailler. »

Tous les obsédés de la santé, qu'ils se rassurent, n'atteignent pas cet état d'épuisement complet même s'ils ont tendance à être par moments hyperactifs. Ils connaissent des accès de fatigue, des baisses d'énergie et de moral qui cèdent après quelques jours de détente, de vacances ou de remise en forme. Ils ont tout à la fois peur de la paresse, du manque d'exercice qui fait perdre la forme et de l'excès de travail qui fatigue. Ils se reprochent tour à tour d'abuser des vacances ou de ne pas se laisser un instant pour récupérer. Ils sont pourtant bien loin de la léthargie qui s'abat sur les vrais fatigués chroniques. La grippe des yuppies n'a qu'un lointain rapport avec leurs coups de pompe bien banals. Ce syndrome de fatigue chronique change brutalement le caractère de celui qu'il atteint. Le fatigué abandonne le rôle social qu'il tenait jusqu'alors pour refuser de jouer le jeu. Il passe de la fuite dans l'activité à une autre fuite, cette fois dans l'inaction. Son hypersensibilité et sa tendance au pessimisme induisent ce changement de rythme. À l'occasion d'une grippe ordinaire, les anxieux hypersensibles sont envahis par des messages corporels assourdissants. Ils ressentent, comme tous les grippés, de la fatigue, de la fièvre, des frissons. Mais ils perçoivent ces symptômes avec une acuité particulière et ils leur donnent une signification inquiétante. Ils y voient la preuve d'une grave maladie qui vient de les atteindre. Nos hypersensibles, qui utilisaient le travail comme garant, comme preuve de leur bonne santé, ne peuvent plus y avoir recours. Ils sont cloués au lit par une simple virose. Au lieu de profiter de l'inaction pour goûter aux charmes de la paresse imposée, ils s'effondrent. Comme ils raisonnent en tout ou rien, ils n'acceptent pas l'idée d'une maladie qui dure quelques jours et dont on guérit. S'ils sont atteints, ce ne peut être que de manière définitive. Dès lors, à quoi bon penser à la guérison ? Ils se replient dans le sommeil, font de leur lit leur résidence principale. Ils retrouvent au passage un état qu'ils ont bien connu dans l'enfance, la tendance à l'inaction, et contre lequel ils ont réagi au temps de leur réussite professionnelle. Hyperactivité et inaction sont ainsi les images inversées d'une même tendance au déplacement de l'angoisse. La fatigue et l'obsession de l'agenda plein sont des masques qu'ils ont portés successivement. Ils les connaissent bien et savent à quel point ils se ressemblent.

Enfin, avançons une dernière hypothèse, suggérée en partie par F. Madioni. L'angoisse, l'obsession de la santé, l'hyperactivité et, plus tard, la fatigue chronique sont toutes des maladies du temps. L'anxieux, nous l'avons vu, a besoin d'anticiper, de garantir le futur pour supporter le présent. L'hyperactif ne supporte que le temps contrôlé, occupé, planifié, sans la moindre vacance ou zone d'incertitude. L'obsédé de la santé espère maîtriser le temps d'une autre manière. Il veut des garanties sur sa santé actuelle et à venir. Le fatigué chronique, lui, décide de s'abstraire du temps, de ne plus participer à la course qu'il a longtemps menée vers la plus grande efficacité. Il ralentit son horloge interne. En s'asseyant pour une année ou toute une vie, il dilate la durée de chaque instant. Il prend son temps, se le réapproprie. Il cherche un état d'apesanteur temporelle, comme celui qu'avaient trouvé les cosmonautes du film de Stanley Kubrick, *2001 l'Odyssée de l'espace,* flottant d'un siècle à l'autre. Ils s'étaient, à la manière de nos fatigués chroniques, installés dans une zone hors du temps qui les piégeait et les protégeait à la fois. Certains fatigués chroniques parlent d'ailleurs de leur étrange maladie comme d'un voyage dans le temps. Ils étaient mal à l'aise dans l'urgence permanente qu'ils s'étaient imposée. Ils ont retrouvé un rythme plus proche de leur véritable nature. Ils sont, en fin de compte, rassurés d'être passés du rôle d'acteur à celui de spectateur. Ils se sont arrêtés, se sont assis au bord d'un chemin sur lequel ils ne voulaient plus marcher. Un événement en apparence insignifiant les a fait basculer d'un rythme à un autre. Marvin veut arrêter de vieillir grâce à la DHEA. Il rêve de sortir du temps, d'en bloquer les effets. Les fatigués chroniques y sont parvenus. Ils n'espèrent pas maîtriser le futur comme Marvin. Ils s'efforcent d'y arriver le plus tard possible.

Les mots de la douleur

La douleur est, avec la fatigue, l'un des messages corporels les plus habituels dans la vie des obsédés de la santé. Il n'est pas d'anxieux qui ne se plaigne d'une ou de plusieurs douleurs et qui ne veuille vous les décrire en détail. Demandez à un obsédé de la santé comment s'est passée sa journée. Il répondra par un inventaire de petites douleurs. Jugez plutôt : dérouillage du matin à cause des rhumatismes, maux de gorge dus à la pollution, crampes d'estomac témoignant d'une digestion difficile. La litanie peut se poursuivre. Alice, la jeune New-Yorkaise mise en scène par Woody Allen, illustre bien le passage de l'angoisse à la douleur. Elle souffre du dos depuis qu'elle ne s'entend plus avec son mari. Il faudra tout le tact et la magie d'un guérisseur chinois pour qu'elle puisse venir à bout de ses douleurs. Elle aura pour cela recours à l'hypnose, aux herbes qui la font voler au-dessus de Manhattan et à celles qui la rendent invisible et lui permettent de voir, sans être vue, son amant et son mari.

Catherine, notre spécialiste de la relaxation et des médecines douces, est une allergique à la douleur. Elle a pourtant appris en faculté de médecine que la douleur est un phénomène normal. Elle en connaît l'utilité. Elle sait que la douleur fixe des limites au comportement humain. L'enfant apprend assez vite dans son développement ce qui lui fait mal. Il s'exerce, grâce à la douleur, à éviter ces expériences risquées. À l'âge adulte, il continuera à s'écarter des situations douloureuses ou risquant de l'être. Catherine a aussi appris les risques que courent ceux qui ne ressentent pas la douleur. Les enfants qui, en raison d'une maladie neurologique, sont insensibles à la douleur, se blessent tout le temps. Ils se brûlent sans s'en apercevoir en gardant les mains sur des objets chauds. Ils déboîtent leurs articulations ou se font des hématomes à cause de leur comportement désordonné.

Dans les livres du psychanalyste Michael Balint, Catherine a trouvé une confirmation de ce qu'elle pressentait à partir de sa propre histoire. Elle a lu que la douleur chronique est un défi pour les médecins, surtout quand ils n'en comprennent pas la cause et ne savent pas la soigner. Ils redoutent avec angoisse la douleur qui n'est pas le simple symptôme d'une maladie qui guérira vite. L'obsédé de la santé met en échec les praticiens auxquels il « présente » ses douleurs. Il paraît être né pour souffrir et cultiver sa douleur.

« Tous les médecins reconnaîtront, écrit ainsi Michael Balint, que les patients supportent plus facilement une douleur diagnostiquée qu'une douleur sans diagnostic. Ceci s'applique aussi aux médecins eux-mêmes [1]. » Quand un médecin ne sait pas pourquoi son malade souffre, il risque, pour se protéger, de décréter que la douleur n'existe pas. Il devrait pourtant accepter la douleur comme « un phénomène individuel monstrueux » qui échappe aux lois de la science et de la médecine.

Catherine sait qu'il est bien difficile de proposer une explication de la douleur qui soit générale, s'appliquant à toutes les situations. Chaque homme fait lui-même sa douleur comme il fait sa vie ou son deuil. Le traitement le plus efficace en cas de douleur chronique ou inexpliquée consiste à accompagner celui qui souffre sur le chemin de la guérison en essayant de ne pas lui nuire par un excès de soins. Quelques médicaments pourront, en plus de cet accompagnement, réduire les tendances dépressives et l'hypersensibilité. Catherine, enfin, a peut-être trouvé une manière secrète mais efficace de soigner ses douleurs. Choisir de devenir médecin, de soigner la douleur de l'autre, n'était-ce pas un moyen d'essayer de calmer indirectement sa propre douleur ? Les études lui ont d'abord donné le plaisir de comprendre. La pratique de la médecine lui a permis de se distraire de ses propres souffrances en écoutant celles de ses patients.

Si Catherine connaît « en théorie » sa douleur, elle reste démunie devant le moindre signe qui la touche personnellement. Écoutons-la en parler : « Je n'accepte aucune douleur physique. Je n'osais même pas avouer à mes patients – lorsque j'exerçais – que j'avais peur

1. M. Balint, *Le Médecin, son malade et la maladie*.

de la douleur d'un vaccin ou d'une prise de sang. Pourtant, je vis avec la douleur. Tous les soirs, j'ai mal aux jambes ou à la tête. Au départ, ce n'est presque rien, juste une petite sensation désagréable, un picotement, une démangeaison. Mais j'y pense tellement qu'elle prend des proportions impressionnantes. Elle m'empêche de lire, de dormir. J'essaie de me raisonner, de me parler. Ça ne me sert à rien. Quand j'ai mal, je ne pense plus. Les douleurs morales m'anéantissent, elles aussi. Elles me blessent autant que les douleurs physiques. Perdre une amitié, peiner un proche, commettre un acte dont j'ai honte sont des expériences intolérables. Je me fais des reproches pendant des mois. Le pire, c'est que je n'arrive pas à éviter les situations qui me font mal. Je ne sais pas à l'avance ce qui va faire de la peine à quelqu'un. Je vexe souvent mes amis sans m'en rendre compte puis j'essaie de les consoler, de réparer la relation brisée ou compromise, de rattraper mes bévues. Je me fâche et je me réconcilie tout de suite après. Ma vie est ainsi une suite de gaffes, de temps passé à me reprocher mes bourdes puis à essayer de rattraper les dégâts. »

Catherine anticipe les douleurs pour essayer d'en éviter quelques-unes. Elle connaît les climats qui lui conviennent et ceux qui lui font mal aux articulations ou au dos. Elle craint le froid et l'humidité. Elle se ménage, se soigne, se surveille. Son combat est pourtant perdu d'avance. Elle utilise contre ses douleurs les petits remèdes que sont les bandages, les collutoires pour le mal de gorge, les crèmes apaisantes et décontracturantes. « Même si ces remèdes ne me guérissent pas, ils me donnent l'illusion de pouvoir me soigner », dit-elle. « Et puis ils me rappellent mon enfance. Ils ont une bonne odeur. » La madeleine de Catherine a, on le voit, une odeur de camphre ou d'eucalyptus. La plupart des obsédés de la santé ont, comme Catherine, tendance à soigner seuls leurs douleurs, aussi parce qu'ils trouvent que l'on ne prend pas leurs plaintes assez au sérieux. À la gêne de leur corps s'ajoute l'impression désagréable de ne pas être entendus à la mesure de leurs difficultés. « Si tu savais comme j'ai mal », dit un homme perclus de douleurs à son épouse qui lui répond ou lui fait comprendre : « Tu t'écoutes trop. Essaie de moins te plaindre. » Ce malentendu fondamental entre celui qui souffre et ceux qui l'entourent provoque de l'agacement de part et d'autre. Les douleurs des obsédés de la santé, qui n'ont pas toujours une cause médicale simple, sont encore moins comprises que les autres. Elles apparaissent comme des plaintes illégitimes. Les malades passent pour des menteurs, des sortes de faux-monnayeurs de la maladie. Ils sont accusés de fabriquer des symptômes factices et d'essayer de les écouler pour en tirer un bénéfice. Ils sont des imposteurs quirevendiquent un titre – celui de douloureux ou de malade – auxquels ils n'ont pas droit. « Comment faire comprendre à mon médecin ou à mes amis que j'ai de vraies douleurs qui m'empêchent parfois de sortir et souvent de vivre ? » se demande Catherine. « Comment leur dire à quel point j'ai mal ? La douleur ne s'évalue pas comme la température ou la tension artérielle. Il n'existe pas de mesure objective. Seule compte la manière dont je parviens à convaincre celui qui est en face de moi. »

Les obsédés de la santé, qui ne parlent qu'avec difficulté de leurs angoisses et de leurs états d'âme, ont un problème inverse avec la douleur. Ils en parlent trop au point de ne plus être entendus. Ils ne peuvent se limiter à une simple description de ce qui les gêne. Ils ont recours à des comparaisons, à des métaphores pour illustrer les désordres de leur corps : « C'est comme si on m'écrasait la poitrine, comme si on me broyait les os, comme un coup de poignard. » Même devant le psychiatre, ils tiennent à expliquer à quoi ressemble leur douleur. Ils font état de toute leur culture médicale, souvent plus importante que la mienne dans le domaine ! Ils parlent des derniers acquis de la physiologie, du fonctionnement des nerfs qui conduisent l'influx douloureux. Ils alignent devant moi des mots trouvés dans les revues médicales qu'ils ont lues récemment. L'Internet, consulté pendant les longues soirées douloureuses, leur a donné d'autres idées, des images, des explications. Avec toute cette connaissance, leur douleur se pare de mots scientifiques. Elle est constrictive, fixe ou fuyante. En tout cas, elle est effrayante. Quand les mots de la médecine ne leur suffisent plus, les obsédés de la santé, à bout de nerfs, souffrent comme des bêtes : « J'ai un mal de chien, j'ai l'impression que des rats me dévorent la tête, j'ai des fourmis plein les jambes », proclament-ils. Le cri est une autre manière de dire qu'ils vont mal ou ont mal quelque part. « Il n'y a pas de mots de la douleur, elle ne peut que se crier », écrivait le psychanalyste J.-B. Pontalis.

Comment comprendre les images médicales, poétiques, animales ou brutales qu'ils font défiler devant nous ? À quoi font-elles référence ? Quand ils parlent de douleur en coup de poignard, à quelle expérience pensent-ils ? Ont-ils déjà reçu un coup de poignard ? Certainement pas. Ils se souviennent plutôt de lectures, de films dans lesquels le héros se tord de douleur après avoir été transpercé par une arme blanche. Les trois mousquetaires et les soldats de Napoléon les accompagnent dans leur compréhension de la souffrance. L'image de l'épée ou du coup de poignard donne à la gêne quotidienne une touche excitante de romanesque. Dans le même ordre d'idée, Norbert Bensaïd[1] avait reçu en consultation une malade se plaignant de douleur « comme des douleurs du zona ». Il lui demande si elle a déjà eu un zona. « Non, répond-elle, mais je suis sûre que la douleur de zona, c'est comme ça ! » Les chemins de la métaphore, qui conduisent de la douleur à l'image du poignard ou du zona, sont difficiles à remonter. Le choix des mots qu'utilise le douloureux est pourtant riche de sens. Il illustre la manière dont il ressent la douleur, le sens qu'il lui donne dans son histoire personnelle. L'analyse du langage de celui qui souffre est utile. Que nous disent les rares études qui ont porté sur cette question ? Elles suggèrent que le nombre de mots choisis pour décrire la douleur est corrélé à la gravité de l'angoisse et non à la gravité de la douleur elle-même. Les réponses et explications que donne le médecin au douloureux qui le consulte doivent elles aussi être étudiées.

Le praticien qui se sent en difficulté, incapable de soigner ou de comprendre son malade, adopte la défense Diafoirus si bien décrite par Molière dans *Le Malade imaginaire*. Il se réfugie dans des propos hermétiques, cachant son trouble derrière des mots d'allure technique ou scientifique. Il est contaminé par l'angoisse de son patient. Il a du mal à soigner ses plaintes incurables qu'il trouve exagérées, disproportionnées par rapport à la situation médicale « objective ». Il se raidit sur sa fonction, ses prérogatives, ses techniques, appelant à son secours la science médicale. Les médecins les plus mal à l'aise face aux douloureux chroniques peuvent aussi réagir de manière agressive en imposant des examens ou des traitements inutiles. Ce mal qui leur résiste leur apparaît comme un défi. Il

1. N. Bensaïd, *La Consultation*.

remet en question les bases de leur vocation médicale. Un médecin généraliste me confiait son inquiétude devant les douleurs chroniques : « J'ai choisi la médecine pour soulager la douleur. Comment supporter un malade qui ne se laisse pas guérir et qui trouve même un certain plaisir à s'installer dans sa souffrance ? Il m'arrive de me demander s'il ne se moque pas de moi. C'est plus fort que moi, je lui reproche de ne pas aller mieux, de me résister. »

Deux vocations se font face ici : celle de l'homme douloureux et celle du médecin. On peut mettre en parallèle le sérieux de chacun des deux. L'un résiste aux traitements qui lui sont proposés, les met en échec, les dévalorise. Il est à la fois patient et rebelle. L'autre veut mériter sa réputation, être digne du serment d'Hippocrate. Avec la répétition des consultations, la relation se tend. Les réactions de découragement et d'agressivité traduisent la difficulté du face-à-face entre le douloureux installé dans sa souffrance et celui qui prétend le guérir.

Raoul Carson, médecin généraliste français, a rencontré beaucoup de malades atteints de douleurs chroniques. Il a raconté leurs histoires dans *Les Vieilles Douleurs*. Elles illustrent mieux que des grandes théories les difficultés qu'éprouve le médecin généraliste à engager le dialogue avec ceux qui ne veulent parler que de douleurs. Un homme grand et très athlétique, âgé de quarante ans, vient le consulter. Il entre dans son cabinet d'un pas lourd et balancé. Raoul Carson remarque une mâchoire carrée, un nez un peu écrasé de boxeur. La consultation commence, presque sur le mode du duel :

« Docteur, je souffre de l'estomac.

– Depuis quand ?

– Cinq ans.

– Tous les jours ?
– Tous les jours.
– Après les repas ?
– Après les fruits, docteur.
– Comment... les fruits ?
– Chaque fois que je mange des fruits, j'ai mal.
– Et quand vous n'en mangez pas ?
– J'ai pas mal.
– Alors vous le savez et, malgré cela, vous en mangez tous les jours ?
– Oui, docteur.
– Pourquoi ?
– J'aime les fruits.
– Mais puisque ça vous fait mal.
– Je sais bien, docteur, mais il n'y a pas de raison pour que ça me donne des douleurs, à moi qui les aime bien, et pas aux autres ! »

Un professionnel de la douleur.

Chez certains obsédés de la santé, la douleur déclenche une vocation. Ils accueillent leur tendinite en professionnels de la souffrance. Ils se soignent, se mettent au lit et cultivent leur mal. Leur nature de malade « sérieux », attentif à ses symptômes et aimant se soigner, se révèle à cette occasion. Ils font durer leur état anormal, l'entretiennent. Après une simple crise de lumbago, ils ménagent leur dos pendant plusieurs mois, beaucoup plus longtemps que ne leur avait recommandé le médecin. Ils ont pu être, en leur temps, médecin, avocat, secrétaire, homme d'affaires. Mais le jour où ils commencent à avoir mal, quelle qu'en soit la cause, ils quittent leur métier et se mettent en accord avec leur vraie nature de « souffrants chroniques ». J'ai souvent rencontré ces douloureux au long cours, comme les capitaines du même nom, parmi les consultants déprimés. Il s'agit le plus souvent d'hommes qui sont envahis de douleurs rebelles après un accident de travail. Anciens bourreaux de travail, ils s'effondrent et refusent de recommencer à travailler après un accident ou une maladie. Leur situation ressemble par certains aspects à celle des fatigués chroniques. Un danger de plus menace les douloureux : le piège de l'indemnisation. Après leur accident de travail, ils reçoivent une compensation de leur souffrance sous la forme d'une pension. Ils ne sont payés, indemnisés que s'ils continuent à avoir mal. S'ils vont mieux, les aides financières s'interrompent brutalement. Ils sont alors obligés de retrouver un métier, un patron quelquefois ou des collègues, dont ils ne veulent plus entendre parler. Pour garder leur pension et leur statut de personne protégée, ils sont obligés de continuer à souffrir. C'est une question de survie sociale. La moindre baisse d'intensité dans la douleur menace leur statut, leur budget et leur place de malade acquise de haute lutte. Ce piège de l'indemnisation conduit fréquemment à une surenchère dans la demande de soins et d'aides en tous genres. L'accidenté défend ses droits, accumulant les demandes d'indemnisations complémentaires. Très vite, il dépasse ce stade, défendant aussi son identité de victime. Chaque refus est perçu comme une injustice. Il déclenche des réactions d'agressivité et une inflation de nouvelles plaintes douloureuses justifiant la demande de réparation.

Les psychiatres militaires sont eux aussi confrontés à ces questions de douleur chronique et d'indemnisation. Un travail désormais classique, cité par Jean Adès dans « Douleur et relation », a comparé les douleurs survenant en temps de guerre chez les civils et les militaires. Chez certains soldats, la douleur peut procurer des avantages. Elle leur permet de quitter le front et de rejoindre leur famille. Leur douleur est une preuve d'héroïsme, une marque de distinction, presque une décoration. Les civils, blessés par hasard ou par malchance, se plaignent plus longtemps de leurs douleurs que les militaires. Leur souffrance n'a aucune signification positive. Elle interrompt la vie normale. Elle est une preuve de déveine et non de courage. Les civils, victimes malgré eux d'un accident du destin et non des conséquences de leur engagement dans un combat, exigent et finissent par obtenir pensions et indemnisations dont nous avons vu qu'elles les placent dans un rôle de malade professionnel. La même différence existe entre les accidents des sportifs et ceux des ouvriers soumis à un travail qu'ils n'apprécient pas. Les sportifs récupèrent plus rapidement après une blessure. Ils tirent de leurs fractures une certaine fierté. Elles leur rappellent un grand match, une performance. Que dire de celui qui s'est blessé en qualifiant son équipe ? Les professionnels du football ou de tout autre sport n'ont aucune envie de changer de métier et de devenir des professionnels de la douleur après un accident. Ils veulent retrouver le plus vite possible la clameur des stades et leurs salaires exorbitants.

Le divan n'a pas encore remplacé l'aspirine !

Le psychanalyste Thomas Szasz a reçu pendant plusieurs années un patient qui se plaignait de ses articulations. À chaque crise, il avait peur d'avoir de l'arthrite ou une maladie qui risquait de le rendre invalide. La plupart de ses symptômes ont disparu pendant la psychothérapie. Il a « perdu » toutes ses sensations corporelles en parlant de son angoisse. Dès que Thomas Szasz a envisagé de mettre fin à la psychothérapie, les douleurs sont revenues. Le patient n'a pas été surpris. Il attendait depuis longtemps le retour de son arthrite. Il était certain qu'une fois la psychanalyse terminée, les symptômes articulaires reviendraient. Thomas Szasz a proposé l'interprétation suivante : le jeune homme a besoin d'être rassuré soit par des douleurs, soit par un psychothérapeute. Ce besoin d'apaisement et cette peur de l'abandon datent de l'enfance. Ils peuvent s'expliquer par des difficultés relationnelles anciennes avec son père. Le patient de Thomas Szasz n'a l'impression d'être en « sécurité » que lorsqu'il se sent à la fois protégé et menacé. Il s'est ainsi habitué à rechercher des relations paradoxales, à la fois protectrices et menaçantes. La douleur lui a permis d'atteindre cet état, la thérapie aussi. Elle l'a apaisé pour un temps. Il n'avait plus besoin de son arthrite... jusqu'à ce que son thérapeute lui annonce qu'il était guéri.

Que penser de cette histoire de douleur ? Que la psychanalyse est utile à la compréhension des mécanismes inconscients à l'origine de la douleur. L'itinéraire du patient, la rechute douloureuse à la fin de la cure suggèrent aussi que la psychothérapie n'est pas un traitement de la douleur elle-même. Elle aide à en approcher les causes sans en traiter directement les symptômes.

Les autres aides possibles, inspirées une fois encore de la psychanalyse, consistent à accompagner celui qui souffre dans la compréhension du sens de sa douleur au vu de son histoire personnelle. Un psychologue américain a proposé une notion originale et utile : la « bibliothèque mentale de la douleur ». Selon ce modèle, nous nous construisons dès l'enfance un catalogue de sensations douloureuses. Tout se passe comme si nous rangions dans une « bibliothèque mentale » les souvenirs de nos premières douleurs ainsi que la signification que ces expériences ont prise pour nous. Le nombre de rayonnages dans la bibliothèque mentale de la douleur est assez limité. Les expériences de souffrance se regroupent en quelques situations types : la protection, la punition et l'appel à l'aide.

La douleur qui protège

La douleur qui protège est une expérience que l'enfant fait de manière très précoce. Ses actions trop risquées sont immédiatement punies par une douleur. Il se juche sur une table, en tombe et ressent une vive douleur. Qui n'a pas gardé le souvenir de ces quelques bosses qui l'ont, mieux que de longs discours, incité à la prudence après une aventure trop intrépide ? L'enfant identifie ainsi très tôt les activités qui lui font mal et qui sont donc dangereuses pour lui. Cette connaissance acquise par la douleur est un temps important de son développement psychologique. « Souvent, les peuples qui ne se souviennent pas de leur passé sont condamnés à le revivre », dit Élie Wiesel. La formule s'applique aussi aux individus pour ce qui concerne la douleur. Ceux qui ne se souviennent pas de leurs douleurs et de leurs causes sont condamnés à souffrir encore. À l'âge adulte, les amnésiques de la douleur, ceux qui ne la redoutent pas ou même la recherchent, risquent plus que les autres de devenir alcooliques ou toxicomanes. Ils sont friands de situations à risques, de sports extrêmes. Ils conduisent trop vite et ne respectent pas, dans les autres domaines de la vie, les règles élémentaires de prudence.

La douleur qui punit

La douleur qui punit est une autre expérience que font les enfants, très tôt dans leur existence. Quand les parents utilisent la douleur comme une sanction, ils apprennent à leur progéniture que la faute « morale » doit être punie par une douleur physique. Cette leçon, en apparence efficace – elle calme les velléités de révolte –, est lourde de conséquences. L'enfant qui la subit lie très rapidement faute et douleur. Quand il souffrira de nouveau, il risque d'envisager sa douleur comme une punition méritée. Le sens de punition donné à la douleur persiste à l'âge adulte. S'il tombe malade, il percevra sa souffrance comme une punition méritée dont on doit trouver la cause. « Quelle est ma faute ? Que dois-je me faire pardonner ? » se demande celui qui a appris que la douleur est une punition. Au désagrément physique de la souffrance s'ajoute le tourment moral du reproche. Non seulement il a mal, mais il se demande ce qu'il a bien pu faire pour mériter de souffrir.

La douleur comme appel à l'aide

Ce type de douleur, enfin, est une dernière expérience qu'ont faite tous les enfants. Elle constitue le rayonnage le mieux achalandé de la bibliothèque mentale des souffrances. Les enfants tombent et crient parce qu'ils ont mal. Un adulte protecteur se précipite vers eux. Ils reçoivent alors réconfort et consolation. Au moment où ils souffrent, ils sont rassurés par l'attitude protectrice de leurs parents. Là encore, la leçon apprise dans l'enfance est retenue par l'adulte qui l'applique quand revient la douleur. S'il ressent des douleurs rebelles, il espère que la séquence douleur-cri-réconfort de son enfance fonctionnera encore. Il veut être protégé, rassuré à chaque fois qu'il a mal. Pour ce faire, il tyrannise son médecin ou son entourage. Il exige des traitements urgents de l'un, une compassion et une attention constante de l'autre. Les adultes chercheurs de protection sont – chacun l'imagine aisément – souvent déçus dans leur attente. La déception qu'ils éprouvent aggrave leurs difficultés et les fixe davantage encore dans leur rôle de douloureux chronique qui se sent négligé et incompris.

Haine-amour entre le malade et ses douleurs

Oserons-nous dire que les douloureux chroniques ont en eux une part de masochisme ? Ils cherchent, bien qu'ils s'en défendent, les sensations désagréables que peut leur procurer leur corps. Ils les écoutent, s'y attachent. Que le lecteur se rassure. Leur masochisme n'est pas une vraie perversion sexuelle semblable à celles qui alimentent la veine pornographique. Les douloureux chroniques ne prennent pas un plaisir à s'infliger ou à se faire infliger des blessures volontaires. Leur douleur ne provoque pas chez eux de satisfaction sexuelle immédiate. Leur moyen de se faire plaisir est plus secret, vaguement honteux, intellectualisé. Il réside, tout d'abord, dans le bonheur de se faire plaindre. Ils sont, disent-ils à qui veut les entendre, les malades les plus misérables, les plus malheureux, les plus incurables que la médecine ait jamais connus. Il y a un charme certain, presque un plaisir, à exhiber ainsi avec fierté sa détresse, ses douleurs que « personne d'autre qu'eux ne pourrait endurer ». Le plaisir masochiste de celui qui inspire la pitié est bien différent de la conduite perverse des adeptes des clubs interlopes. Ce masochisme est d'ordre moral plutôt que sexuel. Il

chez celui qui n'y est pas préparé un accès de culpabilité. Sans l'exprimer aussi clairement, il se dit : « Je ne mérite pas ce qui m'arrive. » Les douleurs permettent une sorte de compromis. Elles autorisent une personne prompte à s'accuser à supporter le plaisir ou la récompense qui vient de la combler. « Je suis heureux mais je souffre quand même un peu », se dit notre obsédé de la santé. Grâce à la douleur, il peut considérer son bonheur comme incomplet. De ce fait, il a l'impression qu'il le mérite davantage. Le philosophe Vladimir Jankélévitch débusquait, non sans malice, jusque dans les goûts musicaux le besoin de punition et de souffrance qui se cache chez chacun de nous : « Les amateurs de musique se punissent d'avoir aimé Chopin en allant écouter *L'Art de la fugue* de Bach ! Ils recherchent l'austérité, le sérieux pour la frime, sans sincérité. » Jankélévitch trouvait dans cet acharnement à se punir l'une des explications du snobisme culturel : « Après une oasis de plaisir facile, de mauvais goût, combien s'imposent des œuvres plus difficiles. L'homme se fait alors violence et s'impose un volontariat de la morosité. » Écouter de la musique baroque ou lire des ouvrages moroses, voilà une manière bien raffinée de se faire du mal ! Les obsédés de la santé trouvent avec les douleurs chroniques, le mal de dos qui empoisonne la vie et empêche toute activité sexuelle, d'autres manières de satisfaire leur besoin de souffrance et de punition. Dans le goût frénétique qu'a Maryse pour le marathon, on peut aussi voir une expression de ce masochisme moral caché. L'un des plaisirs que trouve Maryse dans la course vient, quoi qu'elle en dise ou en pense, de la douleur qu'elle ressent dans le secret de son corps. Plus l'épreuve est longue, démente, sadique même, plus la douleur est recherchée.

Terminons cependant ce chapitre sur une note de

prudence. Même si chez certains une part de plaisir colore la douleur, tous les douloureux chroniques ne sont pas des masochistes. Il n'est pas dans mon propos de dire que ceux qui souffrent de toutes les migraines, séquelles d'accidents ou maux de dos se font plaisir. Limitons-nous à souligner la relation ambiguë faite de haine et d'une certaine complicité qui s'installe au fil du temps entre le malade et sa maladie.

5

À mon corps défendant

« Le nervosisme est un pasticheur de génie. Il n'y a pas de maladie qu'il ne contrefasse à merveille. Il imite à s'y méprendre la dilatation des dyspeptiques, les nausées de la grossesse, l'arythmie du cardiaque, la fébrilité du tuberculeux. Capable de tromper le médecin, comment ne tromperait-il pas le malade ? »

Marcel Proust,
À la recherche du temps perdu, *vol. 3,*
Le Côté de Guermantes

Les psychanalystes ne savent que faire du corps de leur patient. Freud a résolu la question en allongeant ses analysants et en faisant ainsi disparaître leur corps de son champ d'analyse. Mais même quand le corps ne se voit pas, il continue de se plaindre. Les malades ne sont pas de purs esprits. Qu'ils consultent un médecin généraliste ou un psychiatre, les anxieux parlent de leurs petites et grandes maladies. Comment le psychiatre peut-il comprendre ces plaintes qui concernent le corps ? Nous avons vu que le déplacement, le déni et l'hypersensibilité sont des mécanismes de défense les expliquant en partie. Il nous manque cependant de vrais modèles nous permettant de savoir pourquoi une idée s'incarne, au sens propre du terme, c'est-à-dire comment elle prend sa place dans la chair. Nombre de questions demeurent en suspens. Pourquoi certains se préoccupent-ils de leur estomac et d'autres de leurs articulations ? Quels sont les déterminants du « choix » de l'organe atteint ? Peut-on savoir qui risque l'obsession de la santé et pourquoi cette obsession survient ?

Conversion des fantasmes

Le mot « somatisation » est aujourd'hui à la mode. Il n'est plus mal vu de dire que l'on somatise : « Hier, j'ai fait la grippe, demain je risque de somatiser si je travaille trop. » Le verbe se conjugue à toutes les personnes et dans tous les milieux. La somatisation est pour certains une défense quotidienne. Ils utilisent leur corps pour communiquer ou exprimer leurs émotions. Faire parler son corps est une manière élégante de cacher ses sentiments tout en exprimant ses vrais désirs. Qui n'a jamais mis fin à un dîner ennuyeux en prétextant un état de fatigue ou une « petite maladie » ? Catherine est une habituée de la somatisation. « Avant un rendez-vous important, il m'est arrivé de perdre ma voix. Je me souviens d'un dîner en tête à tête dont je me faisais une fête. Je me suis retrouvée sans voix face à un jeune homme séduisant. C'était plus fort que moi. Je n'arrivais pas à lui parler. J'ouvrais la bouche. Aucun son ne sortait. Je lui ai fait comprendre que j'étais grippée, mais ce n'était pas vrai. L'émotion m'avait fait perdre tous mes moyens et même ma voix. » La somatisation de Catherine est une conversion, pas au sens religieux mais plutôt chimique du terme. Un sentiment ou une idée change de nature, de formule, de couleur. Il se transforme ou se *convertit* en sensation physique. La conversion est donc une matérialisation des fantasmes. Ce que nous rêvons sans oser ou pouvoir le dire se matérialise brutalement, prend corps, littéralement. Catherine a peur de parler. Elle rêve de rester silencieuse pendant tout un dîner en face d'un jeune homme qui lui ferait la conversation. La somatisation vient à son secours et matérialise son désir. Son envie de silence s'exprime de la manière la plus simple du monde : elle perd sa voix. Notre esprit se pose de grandes questions sur la manière dont il peut se gâter, se faire plaisir. Il hésite, il a des états d'âme. Le corps, lui, n'en a pas. Il passe à l'acte.

D'autres exemples de conversion montrent comment un désir peut se matérialiser. Une secrétaire exaspérée par le travail que lui confie son patron irascible convertit son angoisse en crampe. Elle ne peut plus attraper son stylo. Elle regarde son patron d'un air dépité et lui montre sa main qui se crispe. Elle peut, en toute bonne... ou mauvaise foi, se plaindre des crampes qui l'empêchent de travailler. Ne croyez pas que la jeune femme simule. Elle ne fait pas exprès de crisper sa main. La conversion survient malgré elle, à son corps défendant. Cette femme ne choisit pas son symptôme ; il fait écho à ses désirs mais il n'est pas volontaire. La jeune secrétaire ne fait pas semblant. Elle ne peut pas décider d'arrêter d'un instant à l'autre la crispation de sa main.

Un autre exemple habituel de somatisation, présent chez nombre de mes consultants, est le mal de dos. Récemment, une femme de cinquante ans qui n'avait jamais souffert du dos est venue sur les conseils de son rhumatologue. Elle souffrait de douleurs « extraordinaires », résistant à tous les calmants. Je lui demande ce que son mal de dos l'empêche de faire. Elle répond sans hésiter : « Le ménage et l'amour... enfin surtout l'amour. » Elle continue la consultation en m'expliquant qu'elle n'est vraiment plus du tout amoureuse de son mari. Elle ressent un fort sentiment de dégoût quand son mari s'approche d'elle. Après de longues palabres qui dégénèrent souvent en dispute, elle finit par échapper à ses avances sexuelles. Elle négocie, se justifie, fait des crises de nerfs jusqu'à ce que la somatisation vienne matérialiser son désir ou plutôt, dans ce cas, l'absence de désir. Un mal de dos apparu brutalement lui interdit tous les mouvements et notamment ceux des rapports sexuels. Crampes, douleurs, paralysies, les organes débordent donc d'imagination quand il s'agit de matérialiser nos fantasmes, nos désirs ou notre agressivité. Notre corps prend la parole pour nous soustraire aux tâches que notre désir refuse en secret.

Le premier à avoir essayé de comprendre le langage du corps est Charcot, le neurologue de la Salpêtrière. En plein XIXe siècle, le Napoléon des névroses – l'histoire lui a donné ce nom – s'est penché sur la question de l'hystérie. Retrouvons pour un instant les allées de la Salpêtrière. Les noms de ses bâtiments se souviennent de ceux qui ont inventé ici la neurologie et la psychiatrie. La chapelle n'a pas changé depuis l'époque de Charcot, les ruelles étroites mal pavées non plus. C'est dans l'une des salles du plus grand hôpital parisien que Charcot organisait ses leçons de clinique. Accompagné de ses élèves Joseph Babinski, Gilbert Ballet et quelques autres, il présentait sa troupe d'hystériques aux visiteurs de passage. Sur commande, de jeunes femmes troublantes et troublées perdaient connaissance, s'agitaient et hurlaient. Hébergées par Charcot à la Salpêtrière, elles vivaient de leur névrose. Elles avaient appris à jouer leur folie, à faire des crises sur commande, avec des cris, des pleurs ou des accès de gaieté incongrue. Freud, neurologue viennois en villégiature à Paris, a assisté à l'une des séances de Charcot. Il a été, on le sait par ses lettres et ses écrits, frappé par le spectacle. Freud admire la précision de la mise en scène. Il en goûte le luxe. Devant lui, la plus grande autorité médicale de l'époque s'intéresse à des domaines considérés comme peu sérieux : l'hypnose et l'hystérie. Le neurologue ne dédaigne pas le spectacle, proche parfois du numéro de foire. Freud raconte à sa femme restée à Vienne sa brève rencontre avec Charcot. Il est à la fois admiratif et sceptique devant les explications qu'on lui propose à la Salpêtrière. Il n'accepte pas de réduire les accès d'hystérie à des crises d'épilepsie. Charcot voulait en effet expliquer la névrose par une maladie des nerfs ou du cerveau. Freud pressent que le désir et la sexualité sont les grands oubliés de la neurologie française. La crise d'hystérie n'est pas une simple maladie de l'utérus, comme le croient encore certains de ses doctes contemporains, ni même une crise d'épilepsie ou une transe qui guérirait sous hypnose. De retour à Vienne, Freud n'aura de cesse de bâtir sa propre théorie de la conversion. Il construira autour de la notion de somatisation les principaux concepts de la psychanalyse, intégrant la séduction, les désirs inconscients ou refoulés. Le symptôme, Freud l'écrira sans relâche, est en cas de conversion ou de somatisation une « déformation » du plaisir sexuel. Les spasmes et les contractions qui l'accompagnent miment et rappellent les comportements sexuels. Aujourd'hui encore, les maux de dos conversifs sont compris comme l'expression par le corps de difficultés sexuelles.

Dans la suite de Freud, nombre de psychanalystes ont décrit des cas de conversions. Il n'est bien sûr pas possible de tous les citer ici. Une forme de conversion mérite cependant que l'on s'y arrête tant elle est fréquente chez les obsédés de la santé. Il s'agit de la névrose cardiaque. Un médecin américain en a été la victime et il en a décrit les symptômes. Le docteur Ryle raconte dans son journal intime comment l'angoisse l'a saisi après un accident cardiaque : « Pendant l'automne 1942, j'ai présenté les premiers symptômes d'une angine de poitrine. Les signes étaient une brutale et intense impression de mort imminente. Je montais des escaliers dans la faculté de médecine. Je me suis assis pour manger quand la douleur m'a pris. Je me suis dit : "Ça y est !" Je ne pouvais pas douter du fait que j'allais bientôt mourir. Cette sensation a disparu en quelques secondes. Il m'est arrivé ensuite plusieurs fois d'avoir de nouveau l'impression que ma fin était proche. Pendant cinq ou six ans, de manière très régulière, j'ai ressenti la peur de mourir et j'ai eu l'impression que j'allais bientôt mourir. » Après une véritable alerte cardiaque, le docteur Ryle est la proie de l'angoisse. Il somatise : son corps mime les symptômes de l'infarctus auquel il vient d'échapper. Il ressent, comme au moment de son vrai accident cardiaque, des douleurs dans la poitrine, des palpitations, des sensations d'étouffement et de mort imminente. « J'ai l'impression que mon cœur a grossi. Il bloque ma poitrine. Il m'empêche de respirer », écrit encore le docteur Ryle.

Les cardiologues connaissent bien la névrose cardiaque et ses dangers. Ils savent que les névrosés du cœur hantent leurs consultations plus que celles des psychiatres. Ils demandent des radiographies, des électrocardiogrammes ou encore des examens plus poussés chaque fois que l'angoisse est trop forte. L'attente inquiète d'une rechute cardiaque les conduit à mimer ou à simuler les symptômes de l'infarctus. Cette somatisation embarrasse les médecins consultés. Il n'est rien de plus difficile que de distinguer une vraie douleur cardiaque d'une somatisation anxieuse. Les somatisations augmentent aussi le risque de « vraie » maladie du cœur. Le stress fait monter la tension et rétrécit le diamètre des artères par des effets de spasme. Parfois, les cardiologues adressent à un psychothérapeute ces cardiaques guéris qui vont de plus en plus mal et font de « fausses » crises.

Le psychanalyste Edmund Bergler s'est ainsi occupé d'un homme de trente-huit ans atteint de névrose cardiaque. Les douleurs étaient le principal centre d'intérêt de son existence. Elles l'empêchaient de travailler ou de se détendre. Ses douleurs ressemblaient à celles d'un infarctus. Célibataire endurci, monsieur E. vivait seul avec sa mère. Son père était mort quinze ans plus tôt d'une attaque cardiaque. Depuis un an, monsieur E. avait rencontré une jeune fille qui travaillait dans le même bureau que lui. Il en était tombé amoureux. Quand sa compagne lui parla de mariage, monsieur E. commença à s'inquiéter. Sa peur du mariage se déplaça progressivement sur son cœur. Et il avait si peur d'un arrêt cardiaque qu'il refusait les rapports sexuels ; il craignait de mourir pendant l'acte sexuel... d'un arrêt du cœur. Edmund Bergler, après une longue psychanalyse, put aider monsieur E. Il lui suggéra que sa névrose cardiaque était une manière de s'identifier à son père, mort d'une défaillance cardiaque. Son symptôme était fondé sur un sentiment inconscient de culpabilité. Monsieur E. avait éprouvé de l'agressivité contre son père. À la mort de ce dernier, l'agressivité s'était transformée en obsession de la santé. Edmund Bergler remarqua aussi l'importance du mariage en tant que catalyseur de l'angoisse. Et si monsieur E. identifiait sa fiancée à sa mère, demanda le psychanalyste ? Monsieur E. refusa cette interprétation. Il était certain que ses douleurs étaient vraiment dues à une maladie du cœur. Il n'accepta pas que l'on dît qu'elles étaient un signe d'angoisse. Il n'accepta pas non plus que le psychanalyste lui parlât de son attachement excessif à sa mère. Il avait longtemps gardé cachée cette relation faite de passion discrète. Monsieur E. s'opposa donc à son psychanalyste. Il développa une résistance, une forme de refus passif que les analysants et les analystes connaissent bien. Il voulut mettre fin aux séances ou les espacer. Quand il arrivait en consultation, il était souvent en retard ou de mauvaise humeur. Il oubliait aussi de payer. Dans le même temps, ses symptômes cardiaques s'aggravèrent. Les douleurs se firent plus fortes et plus fréquentes. C'est à ce moment qu'il se sépara de sa compagne. Il avait fini par décider que son cœur était trop faible pour supporter à la fois l'analyse et le mariage. Il préféra garder sa peur, vivre seul et ne pas affronter les complexes qu'il avait eu tant de mal à refouler. Il se consola avec la seule vraie passion de sa vie : l'amour des voitures. Et c'est au volant d'une voiture de sport qu'il passe parfois devant le cabinet de son psychanalyste. Il ralentit, sans jamais s'arrêter.

La psychanalyste Marilia Aisenstein a décrit dans un ouvrage consacré à l'hypocondrie un autre cas de conversion apparu dans les suites d'un rêve. Il s'agit de Paule, une femme de trente-six ans, « active et agréable ». Paule est suivie en psychothérapie pour des accès de dépression. À la manière de Jeanne Moreau dans *Jules et Jim,* elle hésite entre deux hommes. Elle aime autant les deux et ne se résout pas à en abandonner un. Dans la tristesse et la culpabilité, elle est prisonnière du scénario classique du trio amoureux. Ses deux hommes ont des qualités complémentaires auxquelles elle tient de manière différente. Son premier compagnon est un « vieil ami ». Elle éprouve pour lui de l'estime et de la tendresse. Son nouveau compagnon lui plaît davantage. Il suscite en elle plus d'excitation érotique. Mais il est moins disponible que le premier. Il vit à l'étranger. Elle sait bien qu'elle devra choisir et renoncer à l'un des deux hommes. Pour l'instant, elle ne veut pas opérer ce choix, préférant faire durer une situation difficile par peur de devoir trancher.

Paule a d'autres doutes. Elle hésite à poursuivre sa psychanalyse. Elle voudrait garder la maîtrise du traitement en limitant le nombre de séances, en fixant à sa guise leur fréquence. Mais elle ne souhaite pas se séparer de son thérapeute. Là encore, elle se maintient dans une situation d'entre-deux, incapable de choisir. Sa vie professionnelle ne la satisfait pas non plus. Elle voudrait changer de métier, trouver une activité qui l'épanouisse et la rende vraiment heureuse. Elle n'a pour l'instant entrepris aucune démarche effective dans ce sens. Elle conserve un travail qui ne lui plaît pas vraiment mais qu'elle craint d'abandonner. Il lui apporte quand même une certaine sécurité financière.

C'est dans cette situation d'incertitude et d'incapacité à choisir que Paule fait un rêve qui va retentir sur son physique. Elle le raconte à sa psychanalyste. Elle est perdue dans une foule africaine. Au milieu de son rêve, elle a mal aux yeux. Elle est dérangée par le fait d'avoir oublié ses lunettes de soleil à Paris. Il y a trop de lumière. Le soleil brûle de plus en plus ses yeux. Elle regrette plusieurs fois l'absence des lunettes qui lui manquent vraiment. Au réveil, elle se souvient de son rêve intensément lumineux. Elle vérifie que ses yeux ne sont pas irrités. Elle est rassurée par un examen sommaire face au miroir de sa salle de bains. Le soir même, la situation de ses yeux s'aggrave. Elle ressent brutalement une douleur dans les globes oculaires. Elle ne peut plus garder les yeux ouverts. Elle consulte en urgence un ophtalmologiste. Celui-ci diagnostique une inflammation brutale de la cornée. Paule a rêvé qu'elle oubliait ses lunettes de soleil à Paris et partait en Afrique. Le fait de rêver qu'elle regardait le soleil sans lunettes a suffi à déclencher une irritation réelle de ses yeux. Une inquiétude à l'intérieur d'un rêve s'est donc convertie en une inflammation de la cornée. Il est périlleux d'aller plus loin dans l'interprétation de cette somatisation. Contentons-nous de remarquer que Paule a peur de perdre des « objets » qui la rassurent : un compagnon et un psychanalyste. Elle se sent triste ou déprimée quand ces « objets » familiers et utiles s'éloignent d'elle. Elle exprime sa peur de la séparation en « oubliant » dans son rêve ses lunettes de soleil. Puis elle somatise son angoisse sous la forme d'une irritation de la cornée. « Ici, ce qui prend sens, explique Marilia Aisenstein, c'est la perte d'un objet : les lunettes noires laissées à Paris. Cet objet est un objet qui protège. Quand il n'est pas là, une douleur peut survenir. »

Le syndrome de la tortue

La personnalité psychosomatique est, avec le modèle de la conversion, une autre manière de comprendre comment une sensation, une pensée, une angoisse, se transforme en un phénomène physique. La personnalité psychosomatique a été décrite par l'école psychosomatique de Paris animée par Pierre Marty et Michel de M'Uzan dans les années 1950. Les « psychosomatiques » ont un mode de pensée « opératoire ». Ils ne savent que faire des opérations et résoudre des équations. Ils préfèrent la géométrie à la poésie. Ils ne sont pas doués pour l'émotion, l'amour, l'imprévu. Tout se passe comme si leur incapacité à exprimer des sentiments les obligeait à parler avec leur corps. Ils se font comprendre par les maladies qu'ils créent en eux, de manière involontaire. Pourquoi les psychosomatiques sont-ils des invalides de l'émotion ? Parce qu'ils se concentrent sur des questions purement concrètes, pratiques, en un mot opératoires, répond Pierre Marty.

Invitez-les au restaurant, ils détaillent le menu, le prix du repas. Pourtant ils ne peuvent choisir un plat qui leur fait plaisir. Ils ont tendance à « penser utile ». Ils connaissent les horaires de tous les cinémas mais ne savent pas choisir un film. Ils sont efficaces dans les domaines techniques, dans l'abstraction, le raisonnement. Ils ne savent pas être créatifs, originaux, affectueux. Ils souffrent d'une sorte de faiblesse émotionnelle appelée « carence mentale ». Écoutons-les parler. Leurs propos révèlent leur impotence affective. S'ils vous racontent leurs dernières vacances, ils sont aussi précis qu'impersonnels. Ils vous livrent un compte rendu complet et ne vous disent pas ce qu'ils ont vraiment pensé du voyage. Ils n'utilisent pas d'images, de comparaisons, de symboles. Ils se fixent sur le réel, le concret. Ils sont tellement absents de leur récit qu'ils en deviennent ennuyeux. Quand ils racontent une journée, ils adoptent sans le vouloir un style laconique digne de Samuel Beckett : « Je suis sorti de chez moi. Je suis allé travailler. Je suis rentré chez moi... Il a plu. Maintenant il ne pleut plus. » Si la conversation s'anime, ils s'écartent. Ils n'aiment pas s'engager, livrer leurs opinions, leurs arrière-pensées. Ils ne vous diront pas pour qui ils votent ou ce qu'ils pensent vraiment de leurs amis ou de leur famille. « On ne discute pas des goûts et des couleurs », affirment-ils volontiers pour couper court aux confidences. Ils parlent plutôt de banalités, de questions qui ne dérangent pas. La météorologie est leur principal sujet de conversation. Elle leur permet de bavarder tout en restant distants. Ils ne peuvent s'empêcher de parler, du temps qu'il fait ou qu'il fera, pour meubler les vides ou les silences qui les angoissent.

La pensée opératoire n'interdit pas d'aborder des questions compliquées, à condition que celles-ci n'aient pas de charge affective. « Je préfère parler des grands concepts philosophiques plutôt que de ce qui me touche vraiment. La liberté est une grande idée. Je connais sa définition. Pourtant, je n'aimerais pas avoir à donner un avis personnel sur le sujet », disait un de ces paralysés du sentiment. D'autres préfèrent collectionner des timbres de tous les pays plutôt que de voyager. Ils trouvent dans la manipulation des timbres un plaisir qui les rassure, comble leur goût du travail bien fait, de l'ordre et du rangement.

Si vous voulez piéger un adepte de la pensée opératoire, posez-lui une question personnelle à un moment où il ne s'y attend pas. Il sera atteint du syndrome de la tortue. Il rentrera sous sa carapace parce qu'on s'approche trop près de lui. Si vous lui demandez « À quoi pensez-vous ? » il paraîtra surpris et bien vite agacé. Il ne répondra pas à ce qu'il considère comme une question malpolie ou indiscrète. Habile en esquive, il sait éviter de se livrer, cachant par une blague ce qu'il pense vraiment. « Quel malpoli », dira-t-il en lui-même, tout en restant souriant et parfaitement courtois. Le psychosomatique délimite ainsi un cordon mental sanitaire que personne, même ses amis ou sa famille la plus proche, n'est autorisé à franchir. À tant refuser de se livrer, il donne au premier contact une impression de froideur ou d'indifférence. Il paraît distrait ou préoccupé. Avec ses airs de savant perdu dans ses théories, il ne semble pas s'intéresser au monde environnant ni aux personnes qui lui parlent. Se rend-il seulement compte des efforts que vous déployez pour engager la conversation ? Pour Pierre Marty, si le psychosomatique ne se préoccupe pas d'autrui, ne transmet pas d'émotion, c'est parce qu'il est absorbé par un « objet intérieur », difficile à connaître ou à comprendre. Cet objet intérieur est une angoisse ancienne qui polarise son attention et son émotion. Par angoisse, il s'interdit de rêver. « Les vagues inconscientes, écrit Marty, ne semblent pas troubler la surface lisse d'une conscience apparemment simple. En un mot, on a le sentiment net que le sujet est coupé de son inconscient. » Les événements de l'enfance, les souvenirs anciens sont tenus à distance.

Observons notre paralysé de l'émotion. Son aspect physique est aussi particulier. Il est élégant, habillé avec soin, avec presque trop de raffinement. Un rien de débraillé ne lui ferait pas de mal. L'homme porte un costume sombre. Il consulte fréquemment son téléphone portable et ses multiples agendas. Il a besoin de se rassurer en vérifiant que ses journées sont bien occupées. Quel que soit son âge, il paraît « fossilisé ». Il ne fend jamais son armure, ne s'autorisant pas de familiarité avec lui-même et encore moins avec les autres. La femme, quant à elle, cultive aussi le bon goût sophistiqué et le raffinement. Elle ne choisit que les grandes marques et se couvre de parfums. Chacun donne à première vue l'impression d'une adaptation sociale correcte, voire excellente. Il n'exprime pas d'angoisse ni de tristesse. Ses seules difficultés sont en rapport avec son corps. Il se plaint de sa santé, ce qui n'a rien d'exceptionnel. Il est gêné par le caractère un peu imprévisible, presque sauvage à ses yeux, de la vie de ses organes.

Il est bien difficile d'avoir un ami psychosomatique. Il vous maintient sans cesse à distance de ses vrais sentiments. Pour les psychiatres et psychothérapeutes, la tâche n'est pas facile non plus. La relation qu'ils instaurent est « statique et morcelée ». Ils se bloquent dès qu'une question leur paraît trop directe ou trop personnelle. Ils arrêtent de parler et se referment comme des huîtres. Les psychanalystes ont trouvé une image qui explique bien la nature du dialogue qui s'installe : c'est une relation blanche. À toutes les questions, l'opératoire donne une réponse mécanique, précise et sans émotion. Il répond rapidement mais pour ne rien dire de sincère. Il donne l'impression de lire un rapport, sans reprendre son souffle, sans hésiter, ou encore de présenter une émission de télévision en découvrant un texte sur un prompteur. Face au psychothérapeute, il continue son monologue un peu fastidieux. Il expose un catalogue de symptômes en soignant son style. Les psychothérapeutes laissent se dérouler ce discours impersonnel, guettant le seul moment qui les intéresse : la phase de rupture.

À cet instant, le paralysé du sentiment cesse de se cacher, de se défendre. Il s'arrête de parler. Il perd le fil de ses pensées ou il perd le contact avec son interlocuteur. Il fixe son regard dans le vide, cherchant un objet neutre de l'environnement. L'objet sur lequel il s'arrête peut être une tache, une ligne, un croisillon sur une surface unie, quelque chose de délimité ou de défini dans l'espace. Il est silencieux et pour une fois authentique, connecté à ses vrais sentiments. Ces moments-là sont très précieux. Ils doivent être repérés et respectés. Ce sont les seuls moments de rêve et de décrochage émotionnel qu'il s'autorise. Pendant une psychothérapie, le praticien peut utiliser les phases de rupture pour accéder à des domaines autrement inaccessibles. S'il pose une question au bon moment (« À quoi pensez-vous ? »), il déclenche parfois une prise de conscience de pensées ou d'angoisses jusque-là refoulées. Il peut aussi provoquer un accès d'émotion intense. Les psychothérapies, malgré les moments de rupture qu'elles utilisent pour avancer, sont des démarches longues et difficiles. Les impotents du sentiment ne sont pas convaincus de leur efficacité et, surtout, ils ont du mal à s'exprimer sur les questions qui leur tiennent vraiment à cœur. Ils passent plus de temps à se défendre qu'à se confier.

Le psychanalyste Georges Pragier a reçu un malade qui – paradoxe – ne voulait pas lui parler ou plutôt ne parlait que de son corps : « C'est là que ça se passe, lui disait monsieur Ali, un Tunisien de trente-cinq ans, toujours, toujours... c'est serré, ça gonfle, ça fait mal... tout est éclaté à l'intérieur, l'estomac, le cœur, je ne mange pas, je veux dormir... toujours, toujours... » Monsieur Ali a besoin d'utiliser des gestes pour mieux expliquer ce qui ne va pas. Il désigne son ventre. Il mime les douleurs, montre les endroits qui le gênent le plus. L'abdomen tient une place essentielle. Il répète sans cesse : « C'est là que ça se passe, toujours, toujours. » Il est étonné et presque dérangé par l'attitude du psychanalyste qu'il consulte. Il semble lui dire : « Alors, on ne touche pas dans ce cabinet ? » Mais dans le même temps, il vérifie que le thérapeute a bien compris ses difficultés. Il est obsédé par sa santé. Il ne répond pas aux autres questions sur sa vie personnelle, son enfance, ses parents. « J'ai l'impression, raconte Georges Pragier, que les mots père, mère, femme, enfants lui devenaient étrangers en ma présence. Il protège son ventre de ses mains et émet le même signal : « C'est là que ça se passe... » Mais où donc ? Dans le non-figurable, le non-représentable et bien plus dans le fantastique que dans le fantasmatique. »

Les analphabètes du sentiment

L'alexithymie est une notion qui ressemble à la pensée opératoire. Elle décrit ceux qui ne savent pas ou n'osent pas reconnaître leurs émotions. Le mot alexithymie est un néologisme. Il signifie absence de mots pour exprimer ses émotions. Il a été utilisé pour la première fois par le psychiatre P. E. Sifnéos à la neuvième conférence européenne de psychosomatique à Vienne. Sifnéos avait remarqué que certains de ses consultants n'arrivaient pas à parler de leurs sentiments. Ils en étaient réduits à s'exprimer avec leur corps. Ils tremblent pour faire comprendre qu'ils ont peur et ils tombent malades pour exprimer leur mal de vivre. L'alexithymique n'est pas capable de lire en lui-même ses émotions. Il ne sait pas s'il est triste ou non, heureux ou malheureux. Il n'est pas connecté avec ce que l'on appellerait aujourd'hui son « intelligence émotionnelle ». Comme l'adepte de la pensée opératoire, il a banni de sa vie la rêverie, les moments de perte de temps, l'improvisation. Les alexithymiques ne s'autorisent que des rêves raisonnables ou utiles. Autant dire qu'ils ne rêvent pas vraiment. Ils ont besoin de se rassurer en rangeant leur vie et en contrôlant les événements dans leurs moindres détails. Maniaques de l'efficacité, ils préfèrent les notes de synthèse aux longues digressions. Ils lisent des anthologies, des abrégés et se demandent comment on peut bien se plonger dans un roman russe ou dans un Balzac. Le style télégraphique convient à leur manière de penser. Ils utilisent le présent ou l'infinitif, des phrases courtes, limitées aux informations essentielles. Ils se contentent parfois de phrases incomplètes, sans adjectifs, avec beaucoup de verbes. L'usage fréquent du « on » au lieu du « je » ou du « nous » donne à leur parole un aspect de neutralité qui ne leur déplaît pas. L'apocope est chez eux une formule de style habituelle : ils coupent la fin des mots pour aller plus vite, créer un nouveau langage toujours plus concis, plus efficace, ne s'embarrassant ni de détails ni de nuances. Comme les psychosomatiques, ils n'expriment d'angoisse qu'à propos de leur corps et de leur santé. Le psychiatre français Maurice Corcos remarque à juste titre qu'ils se plaignent souvent de tension nerveuse ou physique, d'irritabilité, de nervosité ou de douleurs vagues. Leurs sensations physiques tiennent dans leur vie une place plus importante que les émotions qui paraissent fausses, plaquées. Quand ils pleurent, ils donnent l'impression de le faire à contrecœur ou à « contre-chagrin ». Il n'est pas sûr qu'ils soient vraiment tristes dans ces moments-là.

Comment devient-on alexithymique ? Ce trait de personnalité, comme la plupart des autres, s'acquiert dans l'enfance. L'enfant élevé sur un mode trop rigide ou qui a été trop protégé prend l'habitude de masquer ses émotions, ses vrais sentiments. Une autre cause d'alexithymie est l'indiscrétion des parents qui ne permettent à leurs enfants ni secrets, ni vie intime. Les familles alexithymiques sont comme des îles. Elles n'entretiennent que peu de contact avec l'extérieur. Les amis sont rares. Seuls sont présents les grands-parents, toujours consultés et impliqués dans les décisions familiales. Dans la suite de cette enfance faussement protectrice et vraiment inquiétante, l'adulte aspire à une vie lisse, sans angoisse ni conflits. Les seuls événements qui viennent troubler sa tranquillité imposée sont les sensations corporelles. Les alexithymiques les redoutent comme tout ce qu'ils ne peuvent contrôler complètement.

II

Nosophobes et hypocondriaques

Veilleurs de maladie et malades extraordinaires

6

Dangers invisibles

> *« Tchaïkovski est mort du choléra. Walter Scott de la poliomyélite. Napoléon d'un carcinome de l'estomac. Gambetta d'une péritonite. Rimbaud d'une tumeur au genou. Je ne sors pas aujourd'hui. »*
>
> *Patrice Delbourg,*
> Vivre surprend toujours : journal d'un hypocondriaque

La folie du toucher

J'ai reçu récemment une étrange visite. Une femme de soixante ans entre dans mon bureau. Il se dégage de sa personne une impression contrastée. Elle est maquillée avec élégance mais ses cheveux blancs sont ébouriffés. Ils n'ont visiblement pas été coiffés depuis longtemps. Ses vêtements sont eux aussi hors du commun. Elle a noué un foulard de grande marque sur un pyjama bleu délavé presque en lambeaux. Elle a complété sa tenue d'une couverture sans âge ni couleur dans laquelle elle s'enroule et qui traîne par terre. Elle tient une main levée et de l'autre porte un grand sac poubelle qui paraît très lourd. Je l'invite à s'asseoir. « Avant, j'ai besoin d'une petite préparation. Ne vous inquiétez pas », me dit-elle. Je ne suis pas inquiet mais un peu intrigué par le cérémonial qu'elle accomplit devant moi avec sérieux. Elle sort de son sac poubelle des ustensiles que l'on emporte rarement avec soi quand on vient consulter un psychiatre : un fauteuil pliant, un chiffon et une bouteille de désinfectant jaunâtre. Elle me demande de m'écarter un instant du bureau, le temps qu'elle le « désinfecte à sa façon ». Je remarque au passage la rougeur de ses mains, usées et râpées par des lavages répétés. C'est d'ailleurs un collègue dermatologue qui m'adresse cette dame pour « avis sur un comportement étonnant ». Madame P., c'est son nom, se révèle être une virtuose du ménage, une Paganini du désinfectant. En quelques instants, elle a aspergé mon bureau d'un liquide qui sent l'ammoniaque. Elle frotte, sèche et seulement après commence à se détendre. Madame P. semble satisfaite de son travail. Elle s'installe sur son siège pliant, dédaignant le confortable fauteuil que je lui propose. Elle est sur le point de commencer à parler quand elle se ravise. « Deux précautions valent mieux qu'une », me dit-elle. Elle déroule une toile cirée sur une partie de mon bureau où elle pourrait s'accouder : « Je dois vous paraître un peu folle. Je suis une malade exceptionnelle. Quand je raconte mon histoire, personne ne veut me croire. »

Je l'encourage à continuer. Elle accepte de me parler, elle prend même un certain plaisir à l'idée de présenter à un nouveau psychiatre ce qu'elle appelle elle-même sa « grande névrose ». Madame P. connaît bien sa maladie. Elle vit avec depuis tant d'années. Elle est habituée aux questions et aux demandes d'explications. Elle a un discours prêt pour chaque spécialiste. Elle sait aussi que sa maladie fascine ceux à qui elle en parle. Je ne fais pas exception à la règle, consacrant près d'une heure à ce premier rendez-vous.

Madame P. s'exprime clairement, avec une pointe d'humour. Au détour d'une phrase, quelques larmes coulent parfois. Elle veut quand même aller jusqu'au bout, raconter son combat quotidien. « Je sais ce que j'ai. Vos collègues me l'ont expliqué. Ils ont aussi essayé de me soigner. J'ai fait une psychanalyse, j'ai pris des médicaments mais rien n'a changé. Je souffre d'une névrose obsessionnelle : j'ai la peur obsédante du cancer. Je ne suis pas psychotique : je sais que mes angoisses sont exagérées mais je n'arrive pas à y résister. Mes peurs ont commencé en Espagne, il y a plus de vingt ans. J'étais en poste à Madrid en tant que professeur d'histoire. J'enseignais surtout l'histoire de France. Tout se passait bien jusqu'à ce que deux de mes collègues meurent d'un cancer. Je me suis dit que je risquais moi aussi de mourir. J'ai pensé que le cancer devait être contagieux – deux professeurs du même collège atteints en un an. Quelques lectures ont fini de me convaincre : le cancer est une maladie transmissible par le contact. Je me suis dit que je pouvais tomber malade en touchant une personne “contaminée”. J'ai trouvé une parade à cette peur. Je nettoie, je lave, j'astique. Je sais bien que je n'évite pas complètement le cancer avec mon désinfectant, mais je me sens moins angoissée quand j'ai tout traité à ma façon. »

Dans le service de dermatologie où elle est hospitalisée pour une allergie au désinfectant, madame P. s'est livrée à un grand lavage. Malgré les conseils des médecins, elle se désinfecte des pieds à la tête plusieurs fois par jour. Comme elle n'a plus droit à son désinfectant préféré, confisqué pour cause d'allergie, elle passe son corps à l'alcool. Les dermatologues se sont étonnés de ses douches à l'alcool. Ils ont été encore plus surpris par la manière dont elle a « rangé » sa chambre. Elle a recouvert les meubles de sacs poubelles fluorescents. Elle a aussi emballé ses vêtements et sa valise dans les mêmes sacs poubelles pour éviter qu'ils soient, dit-elle, « contaminés » par l'hôpital. Madame P. passe pour une malade difficile. Elle le sait et ne change rien à son attitude.

Elle continue à me raconter sa vie d'anxieuse. « Vous ne pouvez pas savoir le temps que je passe à désinfecter. Quand mon mari sort pour faire des courses, j'en ai pour plusieurs heures à son retour. Il est entièrement récuré, même s'il n'est pas d'accord. Ses vêtements y passent aussi et ses chaussures, ses sacs. Je le désinfecte entièrement à l'alcool... J'ai toujours trois paires de chaussures, une pour la rue, une pour l'hôpital et une pour la maison. Je ne peux pas m'endormir avant de m'être douchée et désinfectée à ma manière. Je me lave à l'eau, puis au savon et enfin à l'alcool. Je me sèche avec du papier que je jette. Si je prenais des serviettes, elles seraient contaminées. Je ne pourrais plus les réutiliser. J'use ma peau, tous les médecins me le disent, à tant la frotter. Je dépense aussi mon argent. J'ai payé en détergents le prix d'un appartement. Maintenant, mon mari et moi vivons à l'hôtel. De toute façon, je ne regrette pas mon appartement. Il était trop contaminé. »

Sa peur du cancer la rend superstitieuse. « Je ne dis pas le mot cancer, ça porte malheur. Je dis maladie, ça suffit, vous comprendrez », m'explique-t-elle. Elle me donne aussi une explication de sa tenue pour le moins originale. « Vous êtes étonné qu'une femme aussi soigneuse que moi porte des vêtements sales, déchirés ? Mais ce sont mes vêtements d'hôpital. Ils sont contaminés. Je ne les fais jamais entrer chez moi. Ils restent dans un sac à l'extérieur. Je n'ajoute qu'un foulard, parce que je suis une femme qui ne veut pas se laisser aller, même si la vie est difficile. »

Madame P. est revenue me voir deux ou trois fois. À chaque consultation, elle a recommencé son cérémonial de désinfection. Puis elle m'a parlé très librement de ses symptômes, de son enfance, de son goût pour la littérature espagnole. Elle m'a raconté qu'elle ne voulait pas une psychothérapie de plus. Elle en avait déjà tellement fait. J'ai respecté son désir. Elle passe encore me voir pour me donner des nouvelles de ses manies qui, hélas, la tourmentent toujours autant. Elle garde ce que les psychiatres du XIXe siècle appelaient la « folie du toucher ». Elle continue à se promener les mains en l'air comme un chirurgien et à se ruiner en désinfectants, vêtements et chaussures. Cette folie du toucher est une forme de déplacement de l'angoisse. La peur de la mort et de la maladie se déplace sur la peur du cancer transmis par le toucher. En réaction à cette peur déplacée, apparaît une manie du lavage et de la décontamination.

Otto Fenichel avait compris cette peur du toucher comme un déplacement d'une angoisse d'origine sexuelle. « Toucher quelqu'un, disait-il, c'est s'engager dans une relation qui peut conduire à un rapprochement sensuel. » Se toucher soi-même est une conduite d'autoérotisme ou de masturbation. Les enfants auxquels la masturbation est interdite sont invités à « ne pas se toucher ». Certains appliquent cette consigne en s'engageant dans des actes autoérotiques compliqués. Ils essaient de se faire plaisir tout en évitant de toucher leurs organes génitaux avec leurs mains. D'autres réagissent à cette interdiction en déplaçant leur angoisse. La peur de la contamination par le toucher peut donc s'interpréter comme une persistance, à l'âge adulte, de la peur de la masturbation. En réaction à des désirs de masturbation, qui ont été interdits ou refoulés, s'installe un refus de toucher ce qui pourrait contaminer et une obligation de se désinfecter pour s'en protéger. La peur spécifique du cancer a, comme la phobie du toucher, donné lieu à de nombreuses interprétations. Les psychanalystes y voient une tendance perverse cachée. Cette phobie procure, inconsciemment, un plaisir sadique ou plus souvent masochiste. Celui qui a peur de mourir s'imagine, non sans une certaine complaisance, toutes les douleurs qu'il devra affronter. Derrière la peur de la maladie se cache l'envie inconsciente de souffrir, d'être maltraité.

L'histoire de madame P., au-delà de ces explications, nous apprend que les grands nosophobes, ceux qui ont peur des maladies, sont des anxieux bien malheureux. La phobie – le mot vient du grec *phobos,* fuite – est une maladie de la fuite. Mais que peuvent fuir les phobiques de la maladie ? Les microbes ne se voient pas et en plus ils sont partout. Et que dire de la pollution, des pollens qui donnent des allergies ou encore du steak contaminé que rien ne distingue d'une viande saine ? Les autres phobiques ont, toutes proportions gardées, une vie plus tranquille. Ils voient venir de loin les situations redoutées. Les canophobes, qui ont peur des chiens, peuvent changer de trottoir quand se profile dans la rue un spécimen qu'ils n'apprécient pas. La nosophobie, elle, n'est pas une simple phobie, une phobie simple, disent les psychiatres, mais plutôt une idée fixe ou encore une obsession. Les nosophobes n'ont pas besoin de rencontrer un objet précis ou une situation déterminée pour que l'angoisse existe. Madame P. décrit bien sa peur du cancer comme quelque chose qui l'envahit malgré elle. Elle tente en vain de la chasser. Madame P. voit passer des images d'hommes et de femmes décharnés, agonisant sur leur lit d'hôpital. Elle s'imagine à leur place. À son problème insoluble – essayer de chasser la peur du cancer – elle a fini par trouver une solution de compromis. Puisqu'elle ne peut vaincre la peur, elle va la conjurer. Aux maléfices du cancer, elle oppose des procédés magiques, des rites mystérieux, des trucs dérisoires auxquels elle s'accroche. Elle s'asperge de désinfectant, y plonge aussi son mari et passe au crible son appartement. Le rituel de purification est compliqué. C'est un véritable cérémonial. Le psychiatre Henri Ey[1] voyait dans ce rituel « une sorte de liturgie où tous les actes s'ordonnent par rapport aux valeurs et tabous, en une suite d'obligations, d'interdictions et de réglementations sacrées ». Madame P. s'y soumet complètement. Elle espère ainsi prolonger sa vie et éviter les maladies.

L'épidémie d'angoisses

La peur des maladies ne prend pas toujours des proportions aussi dramatiques que chez madame P. La plupart des obsédés de la santé, qui consultent leur généraliste et jamais les psychiatres, sont moins « spécialisés » dans leurs peurs. Ils prennent la première menace de maladie qui passe, celle dont parle leur journal ou la télévision, et la personnalisent. Ils ne parviennent pas à raisonner avec le danger, à le mettre à distance, à accepter l'idée que le risque est faible. Ils observent leur peau, appliquant à la lettre les conseils des dermatologues qui incitent à surveiller les grains de beauté. Une tache, une irrégularité de la peau leur font craindre le cancer. Ils se souviennent alors qu'ils ont

1. H. Ey, P. Bernard, C. Brisset, *Manuel de psychiatrie*.

passé une journée au soleil. Les stomatologistes rencontrent d'autres anxieux qui se plaignent de douleurs de la langue. Ils attribuent ces douleurs au cancer. Ils examinent leur langue plusieurs fois par jour. Ils la serrent et la frottent constamment contre leurs dents. Ils se font de petites écorchures qu'ils prennent pour des lésions précancéreuses. Là encore, une consultation les rassure pour un temps... jusqu'à la prochaine crise.

Dès qu'ils ouvrent un journal ou regardent la télévision, les obsédés de la santé trouvent des raisons supplémentaires de s'inquiéter. Certains jours, les actualités sont presque uniquement médicales. Il n'y est question que de blessés, de maladies et de médecine. Quand un attentat frappe les États-Unis, les spécialistes médicaux l'expliquent comme une catastrophe sanitaire. Ils citent, en vrac, les nouvelles infections que peut apporter le terrorisme, les séquelles psychologiques de la violence, ses effets sur les enfants... L'obsédé de la santé écoute bouche bée ces avis autorisés. Il se sent déjà malade ou, du moins, il ressent le besoin de se soigner. En dehors de ces situations de guerre, l'environnement et les aliments restent les deux grands supports classiques de la nosophobie, les deux domaines qui font le plus peur. Diderot et d'Alembert notaient déjà dans leur *Encyclopédie* les risques de la pollution : « Les différentes causes des épidémies, qui sont dans l'air, dépendent quelquefois du vice de ses qualités, telles que la chaleur, le froid, l'humidité, la sécheresse. D'autres fois l'air, en pénétrant le corps humain par les différentes voies ordinaires, dont on ne peut pas lui fermer l'accès, y porte avec lui et applique à diverses parties certains miasmes d'une nature inconnue, qui produisent cependant les mêmes effets dans toutes les personnes affectées, comme on le voit dans la peste, dans la petite vérole. » Diderot et d'Alembert avaient aussi repéré les effets nocifs des aliments : « Les aliments, comme causes communes, sont souvent aussi, par leur nature, la cause des maladies populaires. C'est ce qu'on observe dans les villes assiégées, où les riches comme les pauvres manquant de tout pour se nourrir, sont contraints à manger des choses peu propres à cet usage et de très mauvaise qualité. »

Florence, après son obsession du régime, cherche aujourd'hui des plats qui ne la rendent pas malade. Le ministre de l'Agriculture a beau se régaler matin et soir de steaks saignants et de charcuterie, Florence n'est pas rassurée. Elle a intégré dans sa culture la méfiance et la peur de la maladie. Elle veut éviter la vache folle et la fièvre aphteuse. Elle s'est construit ses propres parcours de santé, choisissant les bouchers qui lui paraissent dignes de confiance et les restaurants « sûrs ». Elle ressemble aux explorateurs du début du précédent millénaire qui, obligés de voyager dans des pays menacés par le typhus, ne faisaient confiance qu'aux aliments européens sous sachets hermétiques, aux marques de thés britanniques préparés dans de l'eau minérale. Quand, après toutes ces précautions, Florence recommence à manger de la viande, elle reste sur ses gardes. Elle a bien entendu que des animaux contaminés ont traversé la chaîne alimentaire et que leur infection peut se transmettre à l'homme. Dès que la peur de l'encéphalite bovine est sur le point de retomber, une nouvelle information relance son inquiétude : la fièvre aphteuse ou la grippe du poulet prend le relais. Après avoir lu les avis des spécialistes, elle n'ose pas finir son assiette. Les images de malades atteints du virus de Creutzfeldt-Jacob la bouleversent encore davantage. Florence s'imagine à la place de celui qui a été contaminé par un tournedos ou par la gélatine des bonbons anglais. Cette perspective lui coupe l'appétit. Le romancier Patrice Delbourg raconte lui aussi, dans *Vivre surprend toujours : journal d'un hypocondriaque,* sa terreur de la table qui est proche de celle de Florence. « Chaque comestible, ou presque, sécrétait à ses yeux une maladie mortelle. Le cresson, c'est la douve du foie ; la langue de bœuf, la fièvre aphteuse ; les côtes de porc, la trichinose ; les conserves, le botulisme ; le sucre, le diabète ; l'eau du robinet, la typhoïde. On n'en sortait plus. Il limita son régime aux produits que nul n'avait touchés au-dedans : les œufs à la coque, les pois non écossés, les bananes. »

Le syndrome du radio-réveil

Florence trouve tous les matins des raisons de s'alarmer en écoutant les informations que lui livre son radio-réveil. Elle a tenu, sur une semaine, le journal de ses obsessions. Elle mêle ses commentaires à l'actualité de la santé.

Lundi

L'atmosphère du métro est contaminée aujourd'hui. Les spécialistes sont formels. Dire que je dois me déplacer ce matin. Je vais être malade, c'est sûr. J'ai déjà l'impression de voir flotter les bactéries dans l'air.

Mardi

C'est le jour de la prévention des maladies cardiovasculaires. Je me réveille en entendant les cardiologues m'expliquer à quel point je risque de mourir de manière brutale. J'aurais envie de faire reprendre ma tension. Pendant toute la matinée au bureau, je me prépare au pire. Je dois être prête à partir aux urgences. Si mon cœur faiblit, je devrai courir chez le médecin. Je n'aurai pas le temps de m'habiller. Mieux vaut ne pas enlever mon manteau. Ça me fera gagner du temps.

Mercredi

Les pics d'ozone sont de retour. Je crois rêver : le moindre exercice expose aux maladies. Ils disent que ne sont concernées que les personnes fragiles. Comme si je n'étais pas fragile ! Ils interdisent aux voitures de circuler et aux enfants de faire de la gymnastique. Voilà des raisons supplémentaires de s'inquiéter. Je n'imagine pas l'état de mes poumons après un quart d'heure de marche.

Jeudi

Les capteurs ont détecté un taux anormal d'impureté dans l'air ambiant. Que nous apprennent les capteurs installés sur les toits ou au ras du bitume ? Que l'air que nous respirons n'est jamais pur. Il est même parfois franchement vicié. Certains matins, mieux vaudrait vivre en apnée pour rester en bonne santé. C'est le cas aujourd'hui. Ils disent que nous avons atteint un record de pollution et que son origine n'est pas clairement déterminée. Ma gorge ne va pas mieux.

Vendredi

Alerte aux allergies. Les pollens sont de retour. Voici revenu le temps des rhumes, conjonctivites et sinusites, expliquent les médecins. Ils racontent l'histoire d'un phobique de l'allergie qui a essayé d'entrer dans sa banque, dans la banlieue de Strasbourg, en combinaison intégrale, lunettes noires et chapeau de paille pour se protéger du soleil. Il a fait peur aux vigiles qui ne l'ont pas laissé passer. Je n'en suis pas encore là mais on ne sait jamais.

Samedi

J'apprends que le téléphone portable est un ami qui me veut du mal. Les radiations électromagnétiques passent dans mon cerveau. Elles augmentent le risque de cancer. Ce risque ne m'empêchera pas de téléphoner mais pas trop longtemps et en éloignant l'appareil de mon oreille. Si j'ai le temps, je m'offrirai une oreillette, c'est plus sûr. Et les antennes des relais de téléphone, voilà une nouvelle menace ! Je vais faire signer une pétition dans mon immeuble pour que l'on se débarrasse de ce danger. Je ne veux pas être irradiée à cause des grandes compagnies.

Dimanche

Journée spéciale génétique à la radio et spéciale angoisse pour moi. Je me réveille avec les explications d'un généticien, le professeur Arnold Munnich de Necker : « Ce qu'il y a de troublant dans l'excitation que suscite l'annonce du décryptage du génome humain, c'est le cortège de malentendus, d'incompréhensions et d'illusions qu'elle entraîne dans son sillage. Chaque avancée de la génétique s'accompagne d'un vacarme assourdissant, d'innombrables clameurs qui résonnent tantôt comme des cris de joie, tantôt comme des cris d'alarme. On pourrait épiloguer longtemps sur les sentiments d'excitation et d'effroi que suscitent ces annonces et sur l'état de sidération psychique qui en découle. » Je ne suis pas complètement rassurée. Que vont faire les scientifiques quand ils pourront contrôler nos gènes ? Et les organismes génétiquement modifiés, le maïs transgénique ? Quel besoin ont-ils de rendre les radis plus colorés et les salades plus résistantes aux limaces ? Vivement la semaine prochaine pour que j'aie de nouvelles raisons de croire en ma bonne étoile.

Quels sont les points communs entre toutes les peurs de Florence ? Elles naissent d'informations médicales qui ne peuvent être « traitées » et comprises complètement. Florence apprend ainsi chaque matin qu'une nouvelle maladie la menace sans qu'elle sache à quel point le danger est proche. Elle entend bien qu'un taux élevé d'ozone augmente le risque de maladie pulmonaire, mais elle ne peut dire à quel point elle est personnellement concernée. Son angoisse, son goût de l'anticipation et son pessimisme complètent les réponses manquantes. Elle doit se soigner et prévenir même les maladies dont elle n'a entendu parler qu'une seule fois.

Les dangers redoutés par Florence ont deux autres caractéristiques. Ils sont invisibles et impossibles à éviter. Les ondes électromagnétiques ou le prion ne se voient pas. Leur mode d'action sur la santé est mal connu. Toutes les conditions sont donc réunies pour que les anxieux veuillent s'en préserver. L'un des spécialistes français de la prévention des risques, Claude Got, a analysé cette tendance à l'obsession du soin. Dans son dernier livre, *Risquer sa peau,* il montre que ces nouveaux risques encore mal définis inquiètent plus que les vraies menaces pesant sur la santé des Français. La consommation excessive d'alcool et l'imprudence au volant provoquent plusieurs milliers de morts par an. Pourtant, face à l'alcool ou à la conduite, chacun peut avoir l'illusion de contrôler le risque, de le maîtriser par des ruses ou des stratégies personnelles – « Je conduis vite mais j'ai une voiture solide... Je bois beaucoup mais je ne mélange pas le vin et les alcools forts ». Ces défenses dérisoires n'évitent pas les accidents mais elles calment l'angoisse. Elles ne peuvent s'appliquer à la pollution ou au prion qui sont des menaces incontrôlables. Même si le risque de maladie due aux ondes magnétiques ou au Creutzfeldt-Jacob est faible, difficile à mesurer de manière précise, il crée une forte angoisse du fait de « sa nature extérieure à l'individu et imposée ». « Le risque de la pollution, ajoute Claude Got, est d'autant plus mal supporté que les sociétés exposées ont l'impression qu'il résulte de choix auxquels elles n'ont pas été associées. » En d'autres termes, nos poumons payent les conséquences de décisions économiques qui ont été prises sans que l'on nous ait consultés.

La peur de la radioactivité peut même créer – l'actualité récente nous l'a rappelé – des accès d'angoisse collective. Les images de Hiroshima présentes dans tous les esprits se mêlent à la peur du cancer induit par les rayons. La polémique prend un tour passionnel chez les habitants de la région de la Hague. Ils ont peur que leurs enfants soient exposés à un risque accru de leucémie. Hervé Morin est allé enquêter[1]. Il a trouvé une population désemparée devant les avis divergents des experts. Une étude conduite par un groupe de spécialistes de l'épidémiologie a dépisté, entre 1978 et 1998, trente-huit nouveaux cas de leucémie infantile (vingt-deux garçons et seize filles) chez les moins de vingt-cinq ans, résidant dans un rayon de trente-cinq kilomètres autour de l'usine. Le nombre « attendu » de nouveaux cas de leucémie était de 36,9. Le risque de leucémie est-il vraiment augmenté ? Les experts ne sont pas d'accord. Certains pensent que la Hague

1. *Le Monde,* 27 juin 2001.

expose aux leucémies. D'autres, plus nombreux, suggèrent que les habitants des alentours immédiats des centrales nucléaires sont exposés à des risques multiples et que la radioactivité n'est pour rien dans l'augmentation des cas de leucémie. Les mères concernées rejettent cette dernière explication. Elles demandent que leurs enfants soient protégés de la radioactivité. Les écoliers de la Hague sont-ils ou non exposés à un risque objectif ? Il n'est pas dans mes compétences de le dire. Bornons-nous à remarquer qu'ils sont déjà atteints par la peur de la maladie et ne se sentent plus en bonne santé.

La peur : une maladie virale

Les infections sont, elles aussi, des dangers en partie imprévisibles. Montaigne donne dans ses *Essais* un exemple saisissant de la peur des microbes qui régnait à son époque. Juste avant son exécution, un homme condamné à mort demande un dernier verre de vin. « Ayant demandé à boire et le bourreau ayant bu le premier, il dit ne vouloir boire après lui, de peur de prendre la vérole. » Deux siècles plus tard, l'écrivain écossais James Boswell décrit sa peur des microbes. Il raconte, dans une série de chroniques publiées par le *London Magazine* entre 1777 et 1783, la manière dont il chasse de son esprit les pensées concernant les maladies vénériennes. Il assiste à des pendaisons et s'aperçoit que ces spectacles macabres sont les seuls qui réussissent à lui faire oublier ses obsessions.

L'actualité récente a réactivé la peur de la contamination avec la menace de l'anthrax. Les premiers atteints, je peux en témoigner, ont été les anxieux, les nosophobes. Ils se sont précipités dans les services d'urgence pour faire vérifier les enveloppes « suspectes » qu'ils croyaient avoir ouvertes. Ils n'avaient, par chance, pas été contaminés, mais ils n'ont pas échappé à l'épidémie d'angoisse. Ils ont ressenti de manière très intime et douloureuse la menace terroriste. Ils ont eu besoin d'être examinés, « décontaminés », et ils ont laissé à l'hôpital les vêtements qu'ils croyaient être infectés. « Ce n'est qu'en rentrant chez moi, en taxi et dans le pyjama que l'hôpital m'avait donné, que je me suis senti un peu rassuré », m'a dit l'un d'eux.

Avant la peur de l'anthrax, existait celle du colibacille, responsable invisible de tous les maux inexpliqués du siècle précédent. Norbert Bensaïd, dans sa carrière de médecin généraliste, a rencontré de nombreux nosophobes fixés sur le colibacille. Il donne la parole, dans son ouvrage *La Consultation,* à l'une d'entre eux. Appelé en visite, il découvre un appartement aussi bien entretenu qu'un bloc opératoire. Tout est propre, sec, désertique. Les meubles sont parfaitement cirés et nus. Tous les objets qui pourraient attirer la poussière ou les microbes ont été retirés. Les tableaux, les tapis ont subi le même sort. Ils ont été sacrifiés à la cause de la bonne santé et de la lutte contre le bacille diabolique. Seul résiste un lit immense et une table de nuit que le médecin trouve « énormes, incroyables et délirants ». Le pied du lit est soulevé par des oreillers. La malade y trône, attendant la visite du médecin appelé en urgence. Un traversin cale sa nuque et trois bouillottes la réchauffent, sous les épaules et sur le ventre. Une couverture chauffante est prête, à tout hasard. Sur la table de nuit, le médecin ne trouve pas de livres mais des médicaments, des bonbons, de l'eau de Cologne et de fleur d'oranger. Un autre objet attire son attention : « Dans la loge qui lui est réservée, scandaleux, incongru, ridicule et gênant, un superbe vase de nuit fantaisie avec des pois bleus et rouges. Je lui demande si elle s'en sert. Elle me dit qu'elle urine toujours dedans. Je lui demande si les toilettes sont éloignées. Elle me désigne la porte qui fait face au lit, à trois pas de là, et précise qu'elle préfère surveiller ses urines. Elle ne veut pas avoir de colibacilles, comme elle en a eu. »

La suite de la visite réserve d'autres surprises. La malade décrit ses petites manies. Elle ne s'endort qu'après avoir accompli un cérémonial précis. Elle accumule autour d'elle bouillottes et oreillers. Elle parle de ses habitudes de santé avec calme, vaguement agacée que son médecin s'en étonne. Elles lui permettent de contrôler son angoisse. Elle en a besoin et n'imagine pas s'en passer. Malade de la prévention et de l'anticipation, elle ne renoncera ni à ses angoisses ni à ses précautions inutiles, quitte à continuer à ruiner sa santé par excès d'attention.

Les phobiques de l'infection se sont aujourd'hui détournés du colibacille. Ils redoutent davantage le sida. C'est ainsi que s'est révélée la « manie de la sérologie ». Les obsédés du dépistage sont des clients réguliers des centres de tests anonymes et gratuits du VIH. Ils les consultent régulièrement sous des prétextes divers. Ils veulent chaque fois un avis médical mais refusent d'aborder ce qui les motive vraiment : la peur d'être contaminé. Le responsable d'un de ces centres de dépistage m'a raconté l'histoire de Stéphane, qui s'était présenté dix fois dans l'année pour vérifier que sa sérologie était bien négative. Stéphane est un solide maître nageur de vingt-six ans. Il respire la santé et la tranquillité apparente. Il applique à la lettre les principes de prévention du sida. Il n'a jamais de relation sexuelle sans préservatif. Pourtant il ne peut s'empêcher de consulter régulièrement le centre. Cette fois-ci, il veut que le médecin vérifie que la petite éruption qu'il présente depuis trois semaines sur les bras n'est pas un symptôme de sida ; qu'on lui donne quand même un traitement préventif efficace au cas où cette éruption serait un signe de sida : « J'ai droit à la chimiothérapie préventive, je la veux. Je sais que c'est la loi » ; qu'on lui prescrive très exactement le traitement que l'un de ses amis a reçu quand il a craint d'être contaminé. Il sait, il a noté sur le papier, le médicament qu'il faut utiliser dans ce cas. « Deux précautions valent mieux qu'une, je préfère les risques des antiviraux à ceux du sida » ; enfin, il exige qu'on lui prescrive dans un mois un nouveau test de dépistage parce qu'il aura eu l'occasion de courir de nouveaux risques d'ici là !

Le médecin du centre de dépistage me raconte qu'il a pris plus de temps que d'habitude pour écouter Stéphane lui parler de sa conception du sida. Le maître nageur connaît bien les modes de transmission du virus. Il sait qu'il n'a pris aucun risque. Il veut pourtant être examiné une nouvelle fois, « à tout hasard ». Il explique aussi qu'il est abonné à la revue d'une association de lutte contre le sida. Les trithérapies et les nouveaux antiviraux n'ont pas de secret pour lui. Stéphane ne peut donc pas imaginer que le praticien du centre de dépistage anonyme et gratuit va lui prescrire une trithérapie seulement parce qu'il a peur d'une banale mycose. Ce traitement est cher. Il n'est pas dépourvu de danger. Le spécialiste du sida qu'il consulte trouve cette demande trop extravagante pour l'entendre sans rien répondre. Il lui explique à nouveau les modes de contamination et l'assure qu'il ne risque rien. Le maître nageur accepte sans rechigner les arguments avancés. Il renonce sans combattre à la trithérapie « préventive » qu'il voulait recevoir en urgence. Il ne veut même plus de prise de sang. Il est sûr que le test sera négatif. Il est aussi rassuré par l'explication de sa maladie de peau qui est une mycose due à sa profession. Une fois la question du sida mise à distance, Stéphane accepte de parler de lui. Il se détend, abandonne son air sévère et agressif du début de la consultation. Il dit qu'il est célibataire et que « tous ses malheurs viennent de là ». Il a été fiancé plusieurs fois. Plusieurs fois il a rompu. Il a eu pendant quelques années une liaison avec une femme mariée, plus âgée que lui et d'une condition sociale supérieure à la sienne. « J'avais l'impression de me vendre, j'avais honte. Mais j'avais besoin d'une présence dans ma vie. Depuis que je suis vraiment seul, j'ai attrapé la peur du sida. »

La consultation auprès du dispensaire de dépistage n'aura, en définitive, pas été inutile. Elle a permis à Stéphane de commencer à parler de ses angoisses. Elle n'a pas eu non plus d'effet définitif. Mon collègue m'a raconté avec une pointe de déception qu'il a vu revenir Stéphane trois mois plus tard pour une nouvelle prise de sang. Ses paroles rassurantes avaient été oubliées et la peur était réapparue. Stéphane acceptera-t-il d'aborder la cause de ses angoisses de contamination ? Ce n'est pas certain. Comme de nombreux autres obsédés de la santé, il est très fixé sur ses explications médicales. Il n'est pas prêt à les remettre en question.

Que découvrirait-il en s'engageant dans une psychothérapie ? Si l'on en croit le psychanalyste Otto Fenichel, la peur de l'infection masque des angoisses au sujet de la sexualité. Elle traduit, entre autres, une peur de la castration. À un niveau plus profond, la peur de l'infection et des maladies sexuellement transmissibles pourrait représenter une défense contre l'éventualité de se sentir l'objet du désir des femmes, l'infection représentant la fécondation. L'idée d'infection renvoie aussi aux notions de masochisme et de sadisme. Il est possible d'être infecté par d'autres personnes comme on peut les infecter soi-même. Stéphane, on le voit, est bien loin de ces hypothèses. Si on les lui présentait sans ménagement, il les jugerait farfelues ou les considérerait comme une marque d'agressivité. Il préfère utiliser les sérologies comme une drogue à laquelle il a régulièrement recours quand la peur de la maladie se fait trop forte.

Les maladies scolairement transmissibles

L'angoisse peut être épidémique dans certaines facultés. Les étudiants en médecine apprennent les symptômes de toutes les maladies. Ils les notent, les mémorisent, rencontrent à l'hôpital des malades qui en sont atteints. Une partie de ces étudiants – leur nombre n'est pas connu avec précision – sont contaminés par la peur des maladies. « Si ces fléaux existent, pourquoi n'en serais-je pas atteint ? » se demandent-ils. Leur obsession de la santé, flottante, indéfinie, se cristallise sur un des chapitres de leur programme. Ils s'identifient à leurs malades et se demandent s'ils ne seront pas les prochains sur la liste. Ils consultent des collègues, souvent en cachette, pour tenter d'être rassurés. Ils se font faire des prises de sang, des radiographies ou des fibroscopies inutiles, « pour être sûrs » qu'ils vont vraiment bien. Certains passent d'une maladie à une autre, en fonction du programme de la faculté. D'autres se spécialisent dès leur première année d'études. Ils choisissent LEUR maladie, celle qu'ils craignent particulièrement. Ils accumulent sur elle des informations scientifiques qui ne font qu'aviver leur peur. Ils tentent parfois d'appliquer sur eux-mêmes les connaissances fraîchement tirées des livres. Ils oublient ou ne savent pas encore qu'un médecin ne peut jamais se soigner seul. Dans le pire des cas, ils se prescrivent des médicaments et s'exposent à de véritables effets indésirables pour échapper à un mal dont ils ne sont pas atteints.

Un médecin m'avait confié, avec un peu de honte, son obsession de la fibroscopie. « J'ai commencé à avoir peur de l'ulcère gastrique dès mon entrée en faculté », m'a-t-il dit. « Pendant les cours, le moindre gargouillis de mon estomac me paniquait. Un jour, j'ai découvert l'effet de la fibroscopie sur mon stress. À la fin de l'examen, le médecin me disait que j'avais tort de m'inquiéter. Je buvais ses paroles comme une potion apaisante. Quel plaisir d'entendre dire par un spécialiste que mon estomac était parfait, sans le moindre ulcère ! J'étais rassuré... au moins pour quelques semaines. Puis la peur revenait et je trouvais tous les prétextes pour refaire une fibroscopie. Mes collègues connaissaient ma "faiblesse". Ils me laissaient passer entre deux rendez-vous. Vous n'imaginez pas à quel point j'avais besoin de ces fibroscopies. J'étais un drogué du fibroscope. » Il ajoute en souriant : « Je n'ai pas vraiment changé de drogue. Je m'y suis adapté en devenant gastro-entérologue. Aujourd'hui, je n'ai plus peur de l'ulcère et j'essaie de convaincre mes malades anxieux de ne pas revenir trop souvent en consultation. »

Comment expliquer cette obsession de la fibroscopie ? Par le pouvoir déstabilisant et angoissant qu'ont les informations médicales sur chacun de nous et en particulier sur les étudiants. Les exemples de maladies qu'ils découvrent les conduisent à douter de leur propre santé. Les trois quarts des étudiants en médecine réagissent ainsi par l'angoisse aux premières leçons de la faculté. Pour le psychiatre américain

Robert Kellner, spécialiste de la question, 70 à 80 % des étudiants en médecine sont nosophobes. Contre cette peur, il n'existe ni vaccin ni prévention. Robert Kellner se demande si ces étudiants étaient déjà anxieux avant d'entrer en faculté ou s'ils ont « attrapé » l'angoisse en suivant les cours. Il est bien difficile de trancher cette question. Aucune étude ne fournit de réponse vraiment convaincante. Il est possible que les étudiants en médecine soient *a priori* plus anxieux ou plus concernés que les autres étudiants par les questions de santé. Étudier la médecine, vouloir l'exercer est chez certains d'entre eux une manière d'exorciser une peur déjà présente. Ils espèrent sans se le dire que leur science médicale, leur statut de soignant les mettront à l'abri ou du moins leur permettront de se soigner eux-mêmes.

Chez d'autres , l'angoisse est induite par les cours de médecine. Robert Kellner a voulu savoir si les étudiants en médecine étaient vraiment plus exposés que les autres à la peur des maladies. Il a pour cela comparé leur angoisse à celle d'étudiants en droit. À l'aide d'échelles d'angoisse et de mesures expérimentales, Kellner a montré que tous les étudiants, qu'ils travaillent en droit ou en médecine, ont également peur de la maladie. Les étudiants en médecine ne sont pas plus nosophobes que les autres. L'inquiétude serait plus liée à leur âge, aux incertitudes de leur existence de jeune adulte qu'au type d'études entreprises.

Le syndrome du « pourquoi pas moi ? »

Il n'atteint pas seulement les étudiants en médecine ou en droit. Un équivalent de ce syndrome apparaît quand un ami ou un parent tombe malade. Carla Cantor, psychologue canadienne, en donne un exemple : « L'une de vos anciennes camarades de classe vient de mourir d'un lymphosarcome. Jour après jour, pendant des semaines, cet événement vous hante. Votre sommeil est agité. Vous ruminez les pires scénarios. Aux petites heures du matin, vous vous réveillez en sueur. Vous vous palpez le cou, tâtez fébrilement chaque protubérance, chaque repli. Cette glande-là est plus enflée que d'habitude. Je me sens plus fatiguée que d'habitude, c'est étrange. Je devrais peut-être prendre rendez-vous avec le médecin. À quand remonte mon dernier bilan de santé ? Des idées noires font surface. L'angoisse vous saisit tout à coup. Et si j'étais vraiment malade ? Jamais auparavant vous n'aviez été consciente de votre vulnérabilité. Jamais la mort n'avait semblé si proche. » Comme chez les étudiants en médecine, l'exemple et l'identification jouent ici un rôle déterminant dans la peur de la maladie. Les spectateurs réguliers des informations et les abonnés des revues de santé risquent aussi le « pourquoi pas moi ? ». Ils apprennent, par exemple, la maladie d'un acteur ou d'un homme politique dont ils se sentent proches. Ils notent très vite qu'ils ont le même âge que lui. Aussitôt, ils se mettent à sa place et suivent avec une passion inquiète les étapes de son parcours. Ils se sentent sur le point d'être atteints du même mal.

Nosophobes par procuration

Il est bien normal de s'inquiéter de la santé de ses enfants, de leur bien-être. Certains anxieux, cependant, ont tendance à en faire trop dans le rôle du parent protecteur. Ils confondent la prudence normale et l'état de panique permanente. Nosophobes par procuration, ils couvrent leurs enfants dès qu'ils ont froid, les gavent avant qu'ils aient faim. Ils rêvent de bambins charnus, pourquoi pas obèses, dont les rondeurs placides les rassureront. Ils déploient des trésors de ruse et de manipulation pour faire finir les assiettes. Tout est bon, quand on est anxieux, pour surveiller et protéger sa progéniture : depuis l'alarme pour l'écouter respirer la nuit à la laisse pour garantir les premiers pas ! La soirée en famille est le moment de nouvelles questions. Dort-il assez ? Se couche-t-il à la bonne heure ? Faut-il l'obliger à dormir ou doit-il trouver seul son rythme naturel ? En cas de grande crise, le pédiatre ou le guide de conseils pédiatriques sont appelés en renfort... jusqu'à ce que le bon sens s'impose et que parents et enfants s'entendent sur une heure de coucher qui convienne à chacun.

Le sport, même les parents anxieux le savent, est bon pour la santé. C'est aussi un moment de torture mentale. « Je ne vis pas quand mon fils fait du rugby, me confiait la mère d'un garçon de quinze ans. Je ne peux pas le priver de sport mais j'ai tellement peur. Je me représente tous les risques qu'il court. Je pense à l'insolation, à la pluie, aux accidents. J'ai un peu honte de moi. Je l'embrasse avant qu'il parte. Je le serre contre moi et je guette son retour. Le moindre retard me rend hystérique. »

Le psychiatre et psychanalyste Michael Balint a reçu une femme de trente et un ans, madame Z., obsédée par la santé de son fils de huit ans. Elle prenait sa température vingt fois par jour. Chaque quinte de toux était pour elle l'annonce d'un début de pneumonie. Quand son fils était à l'école, elle se demandait s'il était habillé assez chaudement. Puis elle avait peur qu'il ne soit trop couvert. Pendant la nuit, elle ne pouvait décider si la fenêtre de sa chambre devait être fermée ou ouverte. Elle changeait d'avis constamment et doutait du bien-fondé de chacune de ses décisions. Elle appliquait sans le savoir l'adage de Jules Renard : « Ma décision est prise, je la regrette déjà. » Elle recherchait, en vain bien sûr, la perfection, le contrôle de tous les risques. Pour Michael Balint, le cas de madame Z. est un exemple d'attitude agressive refoulée. Son ambivalence et son hésitation sur la fenêtre ouverte ou fermée sont des indices d'anxiété. Aucun changement ne fut obtenu dans son obsession de la bonne santé jusqu'à ce qu'il devienne évident que le conflit n'avait aucun rapport avec son fils. Madame Z. avait choisi son fils comme terrain de bataille pour résoudre un conflit inconscient et ancien avec sa propre mère. À partir du moment où le rapport avec l'enfant put être complètement exclu, l'attention fut dirigée vers le problème essentiel : le mélange d'attachement et d'agressivité à l'égard de sa mère. Balint suggère une évolution en plusieurs étapes : madame Z. subit l'agressivité de sa mère. Elle s'adapte à cette agressivité en développant une attitude masochiste. Elle apprend à aimer ce qui la fait souffrir. Sa tendance masochiste se déplace sur la santé de son fils.

Le progrès scientifique permet à la phobie des enfants malades d'apparaître encore plus tôt, dès la conception ou même avant. En cas de fécondation *in vitro,* la peur de la maladie précède en effet la conception. L'enfant en projet doit déjà être en bonne santé. Les parents ont souvent des idées très arrêtées sur son caractère, ses goûts, son sexe. Ils veulent un brun ou une blonde, une artiste ou un intellectuel. Les centres de fécondation *in vitro* les plus modernes comblent les désirs insensés des parents, leur offrant des enfants à la carte, dont le pedigree est choisi sur catalogue[1]. Ils

1. Cette pratique est pour le moment strictement interdite en France.

sélectionnent le niveau social et le quotient intellectuel du donneur pour mettre toutes les chances de leur côté. Dans cette recherche d'une santé parfaite, l'eugénisme n'est pas loin. Entre la recherche d'un individu parfait, construit de manière artificielle, et le rêve d'une race supérieure, pure et sans défaut, programmée pour dominer le monde et l'asservir, la différence est mince.

Lors des grossesses normales, les premiers contacts se font grâce à l'échographie. Les parents voient l'enfant à venir et ils commencent à se poser des questions. Bouge-t-il assez pour son âge ? Est-il de bonne humeur ? Peut-on le voir sourire ou pleurer ? Apprécie-t-il les débats politiques que nous suivons à la télévision ? N'est-il pas trop tard pour commencer à lui faire aimer Mozart ? L'échographie peut aussi se transformer en arme redoutable. La moindre anomalie qu'elle détecte sera traitée de manière radicale. Les parents obsédés par la santé ne veulent pas d'un enfant avec un défaut, même infime. Ils le gomment, l'annulent, exigeant une interruption de grossesse qui est surtout thérapeutique pour eux. Ils n'écoutent pas les arguments des pédiatres leur expliquant que certaines anomalies bénignes comme un bec de lièvre peuvent être facilement corrigées à la naissance. Ils ne transigent pas sur leur souhait de perfection. Ils réclament le droit de tenter une nouvelle fois l'enfant idéal. Là encore, la dérive eugéniste guette. Au nom d'un intérêt supérieur – le dogme de la santé parfaite –, les plus faibles, ceux qui sont différents ou ne rentrent pas dans la norme, sont impitoyablement sacrifiés. Même quand le fœtus est normal, les femmes enceintes sont exposées à des accès de nosophobie. Une équipe de psychiatres italiens de Bologne (sous la direction de G.A. Fava), nous l'a prouvé. La grossesse augmente leur peur des maladies. L'anxiété est plus forte au troisième trimestre de grossesse. Elle s'exprime par une peur de mourir, une peur que l'enfant à naître meure et une inquiétude concernant la grossesse, les modifications du corps qu'elle provoque. La perspective de l'accouchement est elle aussi un motif de crainte ou de projections pessimistes.

La poudre anti-éléphants

La fuite en avant

Si les phobiques restent prisonniers de leur angoisse, c'est qu'ils utilisent pour se défendre des armes qui sont de faux amis. La plus redoutable est l'évitement. Madame P. évite toutes les situations qui lui paraissent à risque de cancer. Elle évite aussi de toucher des objets qui n'ont pas été désinfectés. En croyant se protéger, elle cultive son angoisse. La défense par la fuite est une illusion dangereuse. Celui qui évite systématiquement de rencontrer l'objet ou la situation qui lui fait peur ne s'apercevra jamais qu'il s'inquiète de manière excessive. Un phobique des chiens qui ne croise jamais de chien n'a pas l'occasion de se rendre compte que les chiens ne sont pas dangereux. Ceux qui se soignent sans cesse s'interdisent une expérience simple. Ils ne peuvent pas remarquer que leur santé n'est ni meilleure ni plus mauvaise quand ils s'en occupent moins. Dans sa pièce *La Fausse Malade,* Goldoni raconte l'histoire de Rosaura, une malade de l'évitement. La jeune femme italienne craint de tomber malade. Elle se prive, à titre préventif, de tous les plaisirs de la vie sauf un :

« Vous voulez de l'eau ? demande sa servante.

– Je n'aime pas ça, dit Rosaura.

– Voulez-vous du vin ?

– Ça me fait mal.
– Vous voulez du thé ?
– Je l'ai pris en dégoût.
– Voulez-vous du café ?
– Ça ne me réussit pas.
– Vous voulez du bouillon ?
– Ça me donne mal au cœur.
– Voulez-vous du vin de Chypre ?
– Oh oui oui oui, du vin de Chypre, dit Rosaura. »

À part le vin de Chypre, Rosaura a donc retiré de sa vie tout ce qui pourrait la rendre malade. Comme Florence, elle s'impose un régime compliqué au nom de maladies qu'elle n'a pas. Cet excès de précaution empoisonne sa vie. Nos obsédés de la santé, qui sont de grands méticuleux, ne sont pourtant pas dupes du caractère inutile de leur fuite. Ils savent plus ou moins confusément que toutes ces précautions ne servent à rien. Madame P. se rend bien compte qu'elle ne fait pas disparaître les microbes en lavant ce qui passe à sa portée. Mais elle préfère continuer à désinfecter en vain plutôt que de se retrouver seule, sans défense, face à sa peur de la maladie.

Le Vidal-grimoire

Le phobique des maladies a tant besoin de protection qu'il adhère à toutes les croyances. Il se laisse convaincre par le premier guérisseur qu'on lui présente. Il applique les conseils les plus farfelus comme des formules magiques. Il est trop anxieux pour distinguer les remèdes raisonnables de ce qui relève de la superstition ou du charlatanisme. Certains se cloîtrent chez eux pour éviter la grippe, d'autres ne se déplacent que sur des chemins connus, comme si les microbes ne contaminaient que les étrangers ou les touristes.

Adepte de l'adage selon lequel « deux précautions valent mieux qu'une », le phobique peut aussi additionner les protections. Il se lave plusieurs fois les mains avec des savons différents. Il prend dès le matin des gélules d'homéopathie, des vitamines et des fortifiants chinois. Les rituels ou les porte-bonheur tiennent aussi la maladie en respect. L'objet fétiche est investi d'un pouvoir magique. « Avec cette médaille, je ne risque pas d'accident... », disent les plus superstitieux. À l'occasion, les recettes familiales peuvent tenir lieu de fétiche. L'ail, réputé efficace contre les vampires, est paré de toutes les vertus. Une simple gousse, croquée au bon moment, prévient bien des fléaux. Molière, dans *Le Malade imaginaire* (I, VI), se moquait déjà des rituels magiques auxquels expose la peur des maladies : « Enfoncez bien votre bonnet jusque sur vos oreilles : il n'y a rien qui enrhume tant que de prendre l'air par les oreilles », conseillait Béline à son faux malade de mari. Les phobiques de la santé utilisent comme des formules magiques les connaissances médicales. Une encyclopédie médicale n'est pas pour eux un livre comme les autres. Il a une valeur de protection, comme un grimoire plein de recettes mystérieuses. Installé en bonne place dans la bibliothèque, il tient les maladies en respect. D'ailleurs la publicité le lui fait comprendre : « Avec ce nouveau dictionnaire dans la maison, c'est toute votre famille qui sera protégée. » Les guides les plus prisés sont maintenant ceux qui proposent de « se soigner seul sans médecin ». Ces ouvrages de *self-help* sont une mode venue des États-Unis gagnant les lecteurs français. Ils vous apprennent à guérir toutes les maladies sauf une, celle qui justement vous a incité à les acheter, la nosophobie. Comment comprendre les effets de ces guides chez les anxieux ? Ils occupent l'esprit et donnent l'illusion de pouvoir maîtriser les mystères du corps ou de l'esprit. Le nosophobe aime ainsi lire sans cesse des conseils de bonne santé. Il se jette sur le moindre imprimé, la moindre image qui a un rapport avec la médecine. À la manière de Knock, il se construit une culture médicale toute sauvage et très incomplète. Knock, rappelez-vous, « étudiait » la médecine en apprenant par cœur les notices des médicaments. Les nosophobes d'aujourd'hui se tournent vers d'autres sources d'information : livres, télévision et Internet. Ils se comportent, selon l'expression d'Henri Ey [1], en « gloutons optiques ». Ils ont besoin d'emmagasiner, d'accumuler des informations qui distraient leur angoisse, qui l'engourdissent faute de la chasser vraiment.

Dans le même temps, ces informations médicales se retournent contre eux. Elles donnent à leur imagination débordante de nouvelles idées de catastrophe. Florence, dans ses grands moments d'angoisse, se plonge dans la lecture du Vidal. Elle aborde ce grand livre rouge avec tous les égards dus à son rang. Elle cherche dans cette bible des médicaments les secrets de la santé. Elle ne perd pas espoir de trouver, au hasard d'une page, le remède qui protège à la fois des infections et de l'angoisse. En attendant le médicament miracle, Florence découvre dans le Vidal de nouvelles raisons d'avoir peur, des noms de maladies et de médicaments qu'elle ne connaissait pas encore.

Les « gloutons optiques »

Madame P., souvenons-nous, a une relation au risque très étonnante. Elle pourrait faire siens les pro-

1. H. Ey, P. Bernard, C. Brisset, *Manuel de psychiatrie*.

pos savoureux d'un pêcheur breton que citait Norbert Bensaïd : « Depuis que j'ai appris par les journaux que le tabac tuait, je ne lis plus les journaux[1]. » Elle a une manière personnelle de gérer sa santé, avec un mélange de prudence et d'inconscience. Pour éviter un cancer imaginaire qui aurait pu l'atteindre il y a vingt ans, elle s'inflige des maladies de peau bien réelles. Elle se trempe entièrement dans l'alcool contre l'avis des dermatologues qui la soignent. Elle fait plus confiance au risque subjectif, à celui qu'elle ressent comme menaçant, qu'aux risques objectifs désignés par son médecin. Comment en est-elle arrivée là ? Madame P. est passée de l'obsession de la sécurité au jeu avec le risque. Elle a commencé par rechercher une sécurité maximale. Elle s'est strictement conformée aux conseils de son médecin traitant, surveillant sa tension et mettant à jour ses vaccins. Elle n'avait que mépris et incompréhension pour les jeunes écervelés – elle les appelle ainsi – qui se droguent ou s'adonnent aux sports à risques. « J'ai connu, dit-elle un rien contrariée, les folies de mai 1968. Et dans les collèges espagnols, j'ai vu de drôles d'aventuriers. Les élèves commençaient très tôt à jouer de l'argent dans les casinos, à sauter des ponts et à conduire la nuit trop vite pour se faire peur. J'essayais de les dissuader de ces jeux dangereux. Je ne supportais pas qu'ils mettent leur santé et leur vie à l'épreuve. Certains m'ont expliqué qu'ils ne pouvaient faire autrement, qu'ils aimaient l'instant de frisson où tout risque de basculer. Ils en avaient autant besoin qu'un alcoolique a besoin de l'ivresse. » L'un des collégiens a raconté à madame P. son besoin de jouer son destin, de se confronter à une sorte de jugement divin pour aller bien. « Si je survis,

1. N. Bensaïd, *La Lumière médicale : les illusions de la prévention.*

c'est que j'étais protégé », lui a-t-il dit. Il expliquait encore : « Je m'en remets à une puissance supérieure qui va décider de mon avenir. Plus le risque est grand, plus je peux tester la protection qu'elle me donne. » Madame P. n'a jamais compris ni admis ce besoin de danger. Elle se trouve déjà assez exposée aux catastrophes naturelles et aux maladies qui peuvent l'atteindre à tout moment. Même les films à sensations lui déplaisent et lui font peur. Elle cherche en vain à acquérir ce qu'elle appelle de l'« illusion », un soupçon d'insouciance qui lui permettrait d'oublier son sentiment de fragilité. « J'envie, dit-elle, les collègues ou les élèves qui prennent la vie comme elle vient. Ils sont optimistes ou inconscients, je ne sais pas. Ils croient que le malheur et la maladie les épargneront. Et le pire c'est qu'ils sont moins malades que moi. »

À tous les moments de sa vie, madame P. cherche à se rassurer. Elle ne supporte que les situations claires, bien prévues et organisées. Dès qu'elle en perd la maîtrise – un cours qui s'éternise, la visite d'un inspecteur, un changement de programme – elle s'effarouche. Elle est alors trahie par des réactions émotionnelles fortes, des accès de colère, de larmes ou de nervosité. Quand certains chercheurs de risque réfléchissent aux nouveaux loisirs à sensations qui pourraient les faire vibrer, madame P. s'abîme dans de grandes réflexions sur elle-même. Elle s'analyse et se demande si elle se soigne bien, si elle en fait assez pour sa santé. Au passage, elle dresse aussi un bilan, régulièrement négatif, de ce qu'elle a accompli. Elle prend des résolutions qu'elle ne tient jamais. Elle peut remettre en question les choix de son existence, ayant l'impression de s'être trompée de métier ou de mari. Elle trouve dans cet état d'incertitude affective une nostalgie romantique qui ne déparerait pas dans un roman russe du siècle dernier.

Il y a chez les nosophobes un discret parfum d'*Anna Karénine*. Même en vacances les obsédés de la santé et les risque-tout ne se rencontrent pas. Madame P. part en cure pour éliminer les toxines et purifier son organisme. Elle ne prend pas la voiture par peur des accidents. Ses collégiens amateurs de sensations optent pour des destinations auxquelles elle ne penserait même pas. Ils aiment les séjours pimentés par des activités risquées, passant de l'escalade à la spéléologie, de la plongée en apnée au ski extrême sur des glaciers.

Mourir de peur

La recherche de la sécurité maximale, madame P. me le répète, est un combat bien difficile. « C'est quand nous aurons fini d'espérer, écrivait Albert Camus, que nous pourrons commencer à être heureux [1]. » Pour adapter cette réflexion aux phobiques, celui qui espère sans cesse vivre sans maladie ne réussit pas à être heureux. Pierre Bouretz, philosophe, directeur d'études à l'École des hautes études en sciences sociales, souligne lui aussi les dangers de la recherche d'une santé parfaite : « Le principe d'espérance fonde le rêve du progrès médical sans limite. Il entretient l'idée d'un corps qui pourrait être intégralement protégé, soigné, réparé par les médecins. Il expose dans le même temps à des dérives par excès de médicalisation : déterminer le sexe des enfants à naître, sélectionner les embryons, supprimer le vieillissement. »

Madame P. n'est pas dupe de la faiblesse de ses croyances. Elle sait, sans toujours se l'avouer, que ses

1. A. Camus, *Le Mythe de Sisyphe : essai sur l'absurde*, Paris, Gallimard, coll. « Folio essais », 1985.

flacons de désinfectant ne traitent pas le cancer. Elle n'ose pourtant pas arrêter de se laver. L'absurdité apparente de sa stratégie de soin rappelle l'histoire d'un vieil homme qui ouvre la fenêtre d'un train tous les quarts d'heure pour jeter un peu d'une poudre mystérieuse qu'il tire d'une tabatière en or. « Qu'est-ce que cette poudre ? À quoi sert-elle ? » finit par lui demander un voyageur intrigué. « C'est une poudre anti-éléphant de mon invention », répond le vieil homme. « Mais, il n'y a pas d'éléphants dans le pays que nous traversons ! – Bien sûr, dit le vieil homme, c'est que ma poudre est efficace. » Chaque nosophobe a sa poudre anti-éléphant, du désinfectant à la DHEA. Il n'y renoncera pas, même si on lui prouve qu'elle ne sert à rien. Tant qu'il n'est pas malade, il ne peut s'empêcher d'attribuer sa bonne santé aux effets de la poudre anti-éléphant.

À tant croire en la magie de leurs remèdes personnels, les nosophobes finissent par adopter une échelle de risque toute personnelle. Ils prennent des traitements préventifs en pagaille et dans le même temps n'arrêtent pas de fumer ni de boire trop d'alcool. Se croient-ils protégés des méfaits du tabac, eux qui ont si peur des maladies ? Probablement pas. Mais ils n'ont pas intégré le risque de la cigarette comme une « vraie » menace dirigée contre eux. Leur gestion magique ou subjective du risque médical les conduit à bien d'autres absurdités. Que dire des Américaines qui, à titre préventif, se font enlever les seins et les ovaires pour ne pas avoir de cancer ? Ce sont probablement les mêmes qui ne surveillent pas leur tension et ne prennent pas un traitement préventif contre l'ostéoporose. Norbert Bensaïd avait écrit un pamphlet contre ces aberrations de la prévention qui font de chaque bien-portant un malade qui s'ignore ou encore un prévenu, c'est-à-dire presque un coupable en termes juridiques.

Dans le même mouvement d'hyperprévention, les malades sont eux aussi regardés comme des coupables. Ils ont dû commettre, de plein gré ou par mégarde, un crime de lèse-hygiène. Ils ne se sont pas tenus au courant des derniers progrès de la médecine.

Dans la logique qui rapproche la maladie de la faute, les malades doivent être punis comme les mauvais conducteurs. Et qu'ils n'essaient pas d'invoquer la malchance ou le destin ! Que reste-t-il, quand règne la logique de la prévention absolue, aux plus obéissants, à ceux qui mourront quand même mais en pleine santé ? Ils ont droit à une vie sans plaisirs imprévus, sans désordre ni ivresses, avec des aliments sans goût ni prion et des relations amoureuses bien programmées, sans risque de rupture ou de déception, de chagrin ou de jalousie. « Notre liberté, écrivait Norbert Bensaïd, est menacée par le besoin de sécurité et la sécurité elle-même est menacée par le souci obsédant qu'on en a. Pour nous protéger, la médecine exploite notre peur de mourir et nous fait mourir de peur. À vouloir trop se protéger, on passe sa vie à avoir peur. » Devenu polémiste, le médecin ajoute : « Tout doit être garanti : la machine à laver ou la chaîne hi-fi, l'auto et la télé, mais aussi la vieillesse, la retraite, le bonheur pour le mariage, le beau temps pour les vacances. Tout doit être programmé : le logement, le métier, mais aussi la grossesse et l'éducation. Et pour que tout ce monde parfaitement ordonné soit assuré contre le désordre, pour que rien n'advienne qui n'ait été prévu et prévenu, il faut que chacun soit rendu responsable d'avance, de ce qui pourrait lui arriver. »

Tous les gestes quotidiens doivent avoir un sens médical. Ils ne sont plus que des menaces sur la santé ou des promesses de bien-être. Montaigne s'est lui aussi insurgé contre la dictature de la prévention. Il a illustré son opinion par l'histoire d'un homme sujet à la goutte, pressé par ses médecins de ne pas manger de viandes salées. Le gentilhomme répond plaisamment qu'il veut savoir à qui s'en prendre pendant ses crises de goutte et qu'en maudissant tantôt le cervelas, tantôt la langue de bœuf et le jambon, il s'en sent allégé. Le journaliste du *Monde* Pierre Georges appelle lui aussi les gourmets et gourmands à se révolter contre les peurs alimentaires qui gâchent le plaisir de la table. « Assez, écrit-il, de ce principe de précaution, louable dogme, virant à l'obsession. Assez des alarmes permanentes. De ces panneaux partout dressés : "Malbouffe danger !", de ces parapluies partout ouverts à grand fracas comme cuirasses de responsables pas coupables... C'est décidé donc. Désormais on prend le maquis. À table... Mangeons dangereusement. Côte de bœuf, maestro, et vivement pour abréger nos souffrances... Manger en paix parce que tout de même, que l'on sache, nous n'en sommes pas encore au stade du couteau à barillet et de la fourchette de serial empoisonneur ! »

Certains sociologues vont encore plus loin dans la dénonciation des risques de la prévention. Je cite leurs opinions en me demandant s'ils ne grossissent pas un peu le trait. Ils voient dans le culte du corps sain et bien musclé un rappel des images du IIIe Reich. Ils établissent un parallèle, saisissant mais peut-être discutable, entre les maniaques de la musculation et les sportifs nazis défilant à Munich devant Hitler, fiers de la puissance et de la santé de leur race supérieure. Pierre Bouretz, dans *Le Mythe de la santé parfaite*, nous met en garde. Quand la médecine veut dépasser la nature, l'améliorer, la recréer, elle nous conduit à un « remaniement final » rappelant les heures les plus sombres du siècle dernier. Plus qu'au nazisme, c'est personnellement à une forme d'intégrisme que me fait penser l'application répétée et maniaque de toutes les recettes de santé. Il en est des nouveaux hygiénistes comme des anciens puritains : ils veulent convertir les irresponsables, ceux qui ne vivent pas dans la peur de la mort, les obliger à croire dans le dogme de la médecine et à accomplir chaque jour ses rituels de prévention.

La gestion magique du risque qu'adopte le nosophobe le conduit, nous l'avons vu, à bien des imprudences, hiérarchisant sur des critères subjectifs les dangers qui le menacent. Il peut aussi passer de la peur de la maladie à la peur d'être soigné. Il fuit alors des consultations qui lui sont nécessaires. Cette peur du soin est parfois la conséquence de campagnes de prévention trop agressives. Certains adolescents anxieux ne veulent entendre parler ni du sida, ni du préservatif. Ils englobent dans un même rejet la maladie et les moyens d'y échapper. D'autres mêlent à la prévention du risque une tendance à jouer avec le destin. Leur conduite relève de la roulette russe. Ils appliquent les mesures de protection une fois sur deux ou se fient à leur humeur, mettant un préservatif uniquement les jours où ils se sentent « vulnérables ». Ils se réservent le besoin de « tricher » de temps en temps avec les règles médicales par défi ou pour avoir l'impression d'être quelqu'un d'exceptionnel.

7

Les nouveaux Argan

« Vous avez ce que j'ai décrit sous le nom d'albumine mentale. Nous avons tous eu, au cours d'une indisposition, notre petite crise d'albumine que notre médecin s'est empressé de rendre durable en nous la signalant. Pour une affection que les médecins guérissent avec des médicaments (on assure, du moins, que cela est arrivé quelquefois), ils en produisent dix chez des sujets bien portants, en leur inoculant cet agent pathogène plus virulent mille fois que tous les microbes, l'idée qu'on est malade. Une telle croyance, puissante sur le tempérament de tous, agit avec une efficacité particulière chez les nerveux. »

Marcel Proust,
À la recherche du temps perdu, *vol. 3,*
Le Côté de Guermantes

Les obsédés de la maladie sont de vrais hypocondriaques qui ont dépassé le stade de la peur des maladies et du jeu avec le risque. Ils aiment tant l'univers médical et le statut de malade qu'ils se persuadent d'être atteints d'un mal imaginaire. J'ai rencontré beaucoup de ces amoureux de la médecine, jouant avec sérieux et angoisse le rôle d'un cardiaque, d'un homme ou d'une femme frappé de rhumatismes ou encore de la victime d'une mystérieuse fatigue « constitutionnelle ». Les médecins généralistes qui les examinent reconnaissent les hypocondriaques à leur ventre, couturé de cicatrices. Ils ont été opérés plusieurs fois, sans raison, pour une appendicite imaginaire, des calculs biliaires invisibles, ou encore pour comprendre d'où viennent leurs douleurs exceptionnelles. « Le corps des obsédés de la maladie, disait un médecin généraliste américain, est meurtri. C'est un véritable champ de bataille. Leur ventre porte les cicatrices des batailles contre l'angoisse qu'ils ont souvent perdues. » Les psychiatres, eux, reconnaissent les obsédés de la maladie à la manière dont ils hésitent à demander une aide en répétant pour s'en convaincre que « tout va très bien dans leur tête ». La seule maladie, en effet, que l'hypocondriaque ne revendique pas est celle dont il souffre vraiment, c'est-à-dire l'angoisse, le stress, la tendance à trop surveiller sa santé. Ce n'est donc jamais de plein gré ou de gaieté de cœur que l'obsédé de la maladie rencontre un psychiatre. Parfois, il y est contraint par les conseils plus ou moins fermes de son médecin traitant qui ne sait plus comment calmer ses demandes d'examens et de traitements anarchiques. L'obsession de Pierre, nous le verrons, correspond à la définition, toujours d'actualité, que donnait en 1860 Émile Littré de l'hypocondrie : « Sorte de maladie nerveuse qui, troublant l'intelligence des malades, leur fait croire qu'ils sont attaqués des maladies les plus diverses, de manière qu'ils passent pour malades imaginaires, tout en souffrant beaucoup, et qu'ils sont plongés dans une tristesse habituelle. » L'obsession de la maladie peut aussi ressembler à une angoisse banale, presque quotidienne, cédant aux paroles rassurantes d'un médecin en qui l'on a confiance. Elle s'exprime par de vagues pensées pessimistes sur l'état de santé. « Je sens que je ne vais pas bien aujourd'hui. Je couve quelque chose », disent les anxieux qui se plaignent de leur corps. Ils ne précisent pas de nom de maladie. Ils ressentent seulement une impression mal définie de fatigue ou de fragilité dont ils viennent à bout eux-mêmes, sans consulter de médecin, avec quelques vitamines ou fortifiants, sans parler des anxieux qui chassent le stress avec le sport, la musique ou le chocolat.

Bien différents sont les grands hypocondriaques. Ils ne se contentent pas de petits moyens et réclament d'être soignés en urgence. Qu'attendent-ils du médecin qu'ils consultent ? Ils veulent, et c'est bien légitime, être entendus dans leur angoisse. Ils tiennent aussi à ce que le médecin, surtout si c'est un psychiatre ou un psychologue, leur fasse confiance, accepte leurs raisonnements médicaux compliqués. Après quelques consultations, ils me disent à quel point ils sont sensibles au fait que je les reconnais comme les vrais malades qu'ils prétendent être. Ils souhaitaient une confirmation, une validation de leurs intuitions et de leur logique scientifique personnelle. Mais dans le même temps, avec un goût certain du paradoxe, ils espèrent que je m'oppose à leur conviction de malade imaginaire. Ils attendent donc, comme si les deux attitudes étaient compatibles, d'être crus dans leur rôle de malade par un praticien qui puisse aussi leur dire qu'ils vont bien. Ils aiment plus que tout s'entendre annoncer par un médecin reconnu compétent qu'ils ne sont pas aussi gravement atteints qu'ils ont d'abord craint de l'être. Marcel Proust, dans *Du côté de chez Swann*, au sujet de la tante Léonie, a bien décrit cette communication impossible qu'établit l'obsédé de la maladie avec ceux qui l'approchent, les médecins au premier chef, et aussi sa famille et ses amis. La tante Léonie, nous raconte Marcel Proust, congédiait deux catégories de visiteurs : « [...] ceux qui, au cours de leur visite, avaient montré combien ils étaient indignes de la faveur qu'on leur faisait en risquant timidement un : “Ne croyez-vous pas que si vous vous secouiez un peu par un beau temps”, ou qui, au contraire, quand elle leur avait dit : “Je suis bien bas, bien bas, c'est la fin, mes pauvres amis”, lui avaient répondu : “Ah ! quand on n'a pas la santé ! Mais vous pouvez durer encore comme ça”, ceux-là, les uns comme les autres, étaient sûrs de ne plus jamais être reçus [...]. En somme, ma tante exigeait à la fois qu'on l'approuvât dans son régime, qu'on la plaignît pour ses souffrances et qu'on la rassurât sur son avenir. »

Les mémoires d'un néphropathe

Pierre, que nous avons connu en quête de Viagra, vient me voir dans un grand état d'angoisse. Lors de notre première rencontre, il reste debout au fond du bureau, ne me parlant qu'à contrecœur. Par ses gestes et ses propos, il tient à me faire comprendre que son cas ne relève pas de ma spécialité, qu'il n'est pas un malade psychiatrique, et qu'en tout cas il ne ressemble pas aux « fous et névrosés » que j'ai l'habitude de rencontrer. Il s'embrouille dans ses explications et son bavardage, et ne me donne que peu d'informations précises. Je l'écoute se justifier, répondre aux objections – que je n'avance d'ailleurs pas mais auxquelles j'aurais pu penser – tout en tournant autour du fauteuil qui lui tend les bras. Le lecteur attentif aura certainement remarqué que je n'ai pas de chance avec mes fauteuils. Les obsédés de la contamination ne s'y assoient pas par peur des microbes, tandis que les obsédés de la maladie les fuient par crainte de la psychiatrie.

Pierre a d'autres points communs avec madame P., l'obsédée des microbes. Il porte comme elle un grand sac. Ce n'est pas un sac poubelle mais un sac à dos qu'il ouvre et dont il déverse une partie du contenu sur mon bureau. Il sort une liste, imprimée en très gros caractères. Il commence à la lire : « Deux électrocardiogrammes normaux, une scintigraphie cardiaque normale, un scanner thoracique normal, un dosage de troponine normal, un examen des urines stérile, une ponction rénale en attente. » La litanie continue avec des examens de plus en plus raffinés, des termes techniques que je ne comprends pas toujours. J'essaye d'orienter la conversation sur un terrain qui m'est plus familier, lui demandant de quoi il se plaint, quels sont ses symptômes, en quoi ils le gênent. « C'est une autre liste, me dit-il, encore plus longue. Je vous la lis. Vous ferez le tri. Après tout c'est votre métier de donner du sens à ce qui n'en a pas. » Il annonce chaque symptôme. Il les clame plutôt. Il fait une petite pause entre chacune de ses maladies : Palpitations : fonctionnelles, d'après le cardiologue ; gorge serrée, impression d'avoir avalé une balle de tennis : symptômes d'angoisse ; cerveau bloqué, tête comprimée dans le crâne : banale migraine pour le neurologue ; poids sur l'estomac, constipation : encore du fonctionnel, rien que du banal d'après le gastro-entérologue. Pierre me fait penser aux aboyeurs d'il y a quelques siècles qui annonçaient d'un ton de cérémonie l'arrivée des invités de marque aux bals et soirées princiers. De sa voix un peu traînante, presque forcée, il continue à me présenter ses symptômes : « Démangeaisons sur tout le corps et même dans les endroits intimes ; mal à la mémoire : c'est une conséquence du mal de tête à laquelle personne ne comprend rien ; urines claires ou foncées selon les jours : pas d'explication ; urines rares ou abondantes : toujours sans explication, que je boive beaucoup ou que je m'assèche, le volume de l'urine ne suit pas. » Pierre poursuit : « Je crois que j'ai vraiment quelque chose, je crois que c'est sérieux. J'en suis absolument persuadé. Ce n'est pas comme les végétations pour lesquelles j'avais consulté plusieurs ORL. Je ne m'étais pas souvenu qu'on me les avait déjà enlevées. Maintenant, j'ai des petites douleurs dans le rein gauche ou le rein droit, je ne sais plus. » Pierre reprend son souffle et ajoute : « Je sais bien que j'ai tendance à m'imaginer des maladies, mais cette fois il faut bien faire confiance à mon intuition, c'est vraiment grave. Et je me connais bien... D'ailleurs, si je n'avais rien, mon médecin généraliste ne m'aurait pas adressé à l'hôpital pour un bilan. Il a eu un ton bien particulier pour me dire : "Il n'y a pas de raison de vous alarmer. Je veux juste écarter certaines choses." J'ai bien compris ce qu'il me cachait. Il pense à des maladies dont je ne veux même pas prononcer le nom. En parler pourrait les faire venir. Mes amis me disent que je suis un névrosé, un hypocondriaque. Ils ne me comprennent pas. Ils me comparent à un personnage de Woody Allen, celui qui croit qu'il a un mélanome parce que sa chemise est tachée d'encre noire. C'est amusant mais ce n'est pas vrai. Je suis le seul à avoir vraiment compris ma maladie. »

Pierre me garde le meilleur pour la fin. Il consent à s'asseoir et me demande même du papier. « Avec un schéma ce sera plus clair », dit-il. Son ton a changé, la voix s'est radoucie. Il joue le rôle du professeur qui m'explique les secrets de la physiologie. Il écrit des dates qu'il relie par des flèches. Il dessine devant moi un calendrier : « Janvier : je commence le Viagra. Février : j'arrête. Je m'aperçois que je n'en ai pas besoin. Je n'ai plus peur de moi. Je sais que je ne deviendrai pas impuissant. Mars : je me connecte à l'Internet et je lis tout sur les effets indésirables du Viagra. J'apprends qu'il est contre-indiqué chez les cardiaques. Je commence à raisonner. S'il est interdit chez les cardiaques, c'est qu'il est mauvais pour le cœur. Avril : je consulte mon médecin traitant. Il essaie de me rassurer. Il me prescrit un électrocardiogramme et me dit que mon cœur est parfaitement sain. Il me confirme qu'il n'est pas possible qu'un médicament l'ait "abîmé". Pendant qu'il m'examine, l'impression que je ne vais pas bien, que j'ai un problème caché, qui n'est ni compris ni reconnu, se fait de plus en plus forte. Mai : c'est le mois de la grande catastrophe. Je surveille mes reins. Je suis sûr que mes urines sont anormales, trop foncées ou trop claires selon les jours. Je rattache encore ce problème au Viagra. Je pense que je fais une crise d'urémie dont mon médecin traitant ose dire que c'est de l'angoisse. Depuis cette date, c'est toutes les deux semaines que je me précipite chez un nouveau spécialiste. Tout changement de couleur des urines m'alerte. Juin : je me sens vraiment malade cette fois et je ne suis ni reconnu ni compris. Je sens pourtant bien que mon rein ralentit, faiblit. Je sens aussi le rythme de mon cœur qui est irrégulier. Tout a l'air faussement normal pour mon médecin. C'est comme si ma maladie se cachait quand on s'approche d'elle, comme si elle masquait ses symptômes devant les blouses blanches. L'histoire du poste de télévision en panne qui fonctionne normalement devant le réparateur. Je reprends mon histoire chaque fois que je vais aux urgences. Ils n'y comprennent rien et me renvoient chez moi. Je me dis que j'ai dû oublier de leur signaler un symptôme important. Quand je le trouverai, je serai enfin compris et soigné. »

Pierre, tout en dessinant ses flèches, sa carte de la peur, reliant des dates, des médicaments et des noms de médecins, retrouve peu à peu son calme. Il accède même au doute. Il admet qu'il est possible que ses reins soient « en partie au moins » fonctionnels et que la couleur de ses urines soit « presque normale ». Il n'en défend pas moins ses positions, ses raisonnements médicaux, son idée d'un effet inconnu du Viagra dont il serait l'une des premières victimes. Il se compare à d'autres malades méconnus, ceux qui ont été transfusés, ceux qui sont atteints de l'encéphalopathie de Creutzfeldt-Jacob. Il imagine les conséquences inéluctables de ce qui lui arrive. Il se voit déjà impotent ou mort. Il anticipe la détresse de sa famille, les problèmes financiers qu'ils connaîtront, leur tristesse. Pierre conclut à sa manière la consultation en me demandant si je ne connais pas un médicament... « même un traitement de psychiatre », ajoute-t-il, qui pourrait traiter ses symptômes. Il se ravise aussitôt : « Mais de toute manière, j'en ai essayé tellement, je ne vois pas quelle nouvelle molécule pourrait m'aider. Et puis si elle existait, je l'aurais déjà trouvée sur l'Internet. »

En désespoir de cause, il a accepté l'adresse d'une psychothérapeute. Il lui a parlé de ses douleurs, de son cœur et peu à peu de sa vie. Après plusieurs entretiens, il a raconté son enfance en Amérique du Sud, ses études d'architecte, son mariage et son divorce. Si son métier lui donne toute satisfaction, Pierre décrit en revanche sa vie sentimentale comme « un champ de ruines ». « Je suis un SAL, dit cet amateur de sigles et de bilan, un Serial Affective Loser. » Aidé par sa psychothérapeute, Pierre remarque que ses peurs de l'insuffisance rénale ont commencé à une période où il s'est senti particulièrement seul et découragé. « Je suis passé des peines de cœur aux maux de rein », dira-t-il presque en riant. Un autre événement émerge presque par hasard. Le parrain de Pierre est mort il y a un an d'une insuffisance rénale. « En accompagnant mon parrain dans ses différentes consultations, j'ai connu pour la première fois la peur de la mort. » Il est fréquent qu'un accident ou une maladie dans la famille agisse ainsi comme un déclencheur de l'angoisse, une « empreinte », disent les psychanalystes. L'obsédé de la maladie reproduit inconsciemment tout ou partie des symptômes qu'il a vus et qui l'ont inquiété. Le génie de la névrose s'exprime dans cette répétition. En guise de photos souvenirs, les hypocondriaques conservent les maladies, les allergies, les « faiblesses constitutionnelles » des aïeux depuis longtemps disparus ou de leurs amis. Ils poussent le culte du souvenir jusqu'à faire revivre en eux les symptômes de leurs chers ancêtres.

Pierre est revenu me voir après six mois de psychothérapie. Il n'est plus aussi sûr qu'avant d'être un « néphropathe inconnu ». « Il y a deux solutions possibles, soit j'ai une maladie rare, soit mes douleurs et les variations de mes urines sont normales. Je peux admettre cette hypothèse. Mais c'est quand même mon corps qui me gêne le plus, pas ma tête. Ce qui me trouble, dit-il, c'est de ne pas savoir si j'ai ou non une vraie maladie. Est-ce seulement une folie, une façon morbide de regarder mon corps ? Et si j'avais la maladie de mes maladies ? » Pierre reste pourtant méfiant à l'égard des traitements « de l'esprit » qui ne s'intéressent pas directement à ses symptômes. Depuis quand les cardiaques sont-ils soignés par quelqu'un qui ne les ausculte pas ? Que penser d'un médecin qui ne sait pas interpréter les résultats d'une biopsie du rein ? Pierre cherche encore ce qu'il appelle un « service de psychosomatique révolutionnaire » dans lequel psychologues et psychiatres travailleraient de concert avec des néphrologues et d'autres spécialistes. « Je pense qu'une seule personne ne peut à elle seule résoudre tous mes problèmes. À maladie exceptionnelle, soins exceptionnels », dit-il. Pierre a quand même fait des progrès ; il accepte que ses symptômes soient pour une part des signes d'angoisse. Mais il ne veut pas encore renoncer complètement aux théories médicales qu'il a mis tant de temps à construire.

Malade de la maladie

De quoi souffre Pierre, le « malade de la maladie » ? Tout d'abord, il présente et met en avant des symptômes variés, mêlant douleurs, pesanteurs et impression que tout ou partie de son corps ne fonctionne pas normalement. C'est tantôt son cœur et tantôt son rein qu'il accuse d'être capricieux ou même malades. Des urines trop claires ou trop foncées ne sont pas pour lui des signes anodins. Ils doivent être expliqués. Ils révèlent forcément une maladie à diagnostiquer et à traiter sans délai. Pierre entretient ainsi une relation particulière avec son corps, suivant au plus près la vie de ses organes. Il les considère avec un mélange d'intérêt et de méfiance. L'organe désigné comme malade est pour lui un être quasi autonome, une sorte d'*alien*. Son rein échappe aux règles habituelles de la physiologie et à la logique de la médecine. Sa maladie, celle qu'il est le seul à repérer et à comprendre, dépasse, il en est certain, les compétences et les connaissances des médecins. Pierre est ainsi prisonnier d'une fausse croyance sur son état de santé. À partir d'indices bénins, il a posé lui-même son diagnostic et il s'est trompé. Il s'est forgé une opinion dont il ne démordra pas et qui finit par créer une vraie maladie : l'hypocondrie ou l'obsession de la maladie. Son degré de conviction varie au gré de son angoisse et de son pessimisme. Pierre est déjà passé du doute (suis-je vraiment malade ?) à la certitude d'être « condamné » à brève échéance. Ces hésitations nourrissent bien des débats intérieurs, des nuits d'angoisse, et elles l'incitent à consulter de nouveaux médecins pour reprendre son histoire à zéro.

Sans se l'avouer, Pierre joue avec l'idée de maladie. Dans le même temps, il cherche une preuve irréfutable de la gravité de son état « pour en avoir le cœur net », et il veut aussi trouver de nouvelles raisons d'espérer, de croire à sa bonne santé. Il adresse aux médecins qu'il consulte à la chaîne un message compliqué plein de sous-entendus et de non-dit : « Je cherche de l'aide et des soins mais je vais avoir du mal à accepter ce que vous me proposez. J'ai besoin de vous et pourtant je n'arrive pas à vous faire confiance. » Prisonnier de l'entre-deux, il ne sait s'il doit aller au-devant de la vérité – celle qu'il redoute et pressent comme catastrophique – ou s'il doit profiter de ses derniers moments de bonne santé avant la sentence attendue. Personne d'autre qu'un psychothérapeute ne peut le sortir de ce cercle vicieux d'angoisse qui le rend méfiant et le décourage. Il croit que ses amis lui mentent pour endormir sa crainte. Il interprète leur gentillesse comme une confirmation de ses plus sombres prémonitions : « Ils me ménagent parce qu'ils savent bien que je suis au bord de la fin. » Quand un médecin cède à ses angoisses et accepte de lui prescrire l'examen ou la radiographie qu'il demande, l'obsession de la maladie est encore plus forte. Il voit dans ces examens faits pour le rassurer une confirmation de ses pronostics les plus pessimistes : « S'il me fait faire une radio, c'est bien qu'il a trouvé des raisons de s'inquiéter. Il ne doit pas vouloir me dire lesquelles pour me laisser encore un peu de répit. » Dans ce parcours médical aberrant qu'il organise lui-même, Pierre, comme les autres obsédés de la maladie, fuit les seuls praticiens qui pourraient l'aider en diminuant son angoisse ou en lui permettant d'en comprendre les véritables causes.

Une relation exclusive et chronophage

Pourquoi Pierre et ses frères d'obsession ne se laissent-ils pas convaincre par tous ceux qui s'empressent autour d'eux et les assurent qu'ils vont bien ? Les raisons, chacun s'en doute, sont multiples et compliquées. La première explication est que la maladie est devenue chez eux un style de vie. Ils ont revêtu le déguisement du malade pour une heure, un jour ou un mois. Mais le masque leur va trop bien. Il leur colle à la peau. Celui qui se présente partout comme un « grand invalide du dos » ne saurait vivre sans cette identité. De quoi parlerait-il s'il ne se plaignait plus ? De quoi les autres pourraient-ils lui parler si ce n'est de sa santé. Pierre est un spécialiste de son rein comme d'autres le sont du cinéma, de la mode ou du football. Il est un néphropathe et au fond de lui il est assez fier de cette identité. On s'habitue vite, en effet, à tenir le rôle d'un malade auprès de sa famille ou de ses collègues. On y trouve bien des angoisses, mais aussi des satisfactions secrètes auxquelles il n'est pas facile de renoncer. L'idée de la maladie est donc le principe organisateur de l'existence de Pierre. La perspective de la maladie lui fait peur. C'est aussi une vieille connaissance avec laquelle se sont tissées, au fil des mois et des consultations inutiles, des relations de complicité. Ce rôle de malade auquel Pierre s'attache occupe sa vie, en masque les zones d'échec ou les moments de solitude. L'idée de la maladie est une compagne jalouse. Elle ne laisse pas beaucoup de place aux relations avec les amis ou la famille. Ceux-ci ne sont sollicités que comme témoins des symptômes (« Regarde comme je vais mal ! ») ou de l'incompétence des médecins (« Et je n'ai toujours pas trouvé à Marseille quelqu'un pour me soigner correctement »). Comment s'étonner, dans ces conditions, que l'entourage se lasse, s'éloigne ou soit agacé. Pierre a déjà annoncé plusieurs fois qu'il allait mourir. Il a pris congé de ses proches et leur a confié ses dernières volontés. À la première agonie, ils se sont inquiétés. Avec la répétition des morts inévitables, ils se disent qu'une maladie qui dure tant n'est probablement pas si grave. Ils ne savent toujours pas quelle attitude adopter. Que faut-il répondre à Pierre quand il demande, pour la dixième fois dans la même journée, s'il a bonne mine ou s'il n'a pas l'air un peu fatigué ? Pierre souffre de leur silence et de ce qu'il perçoit comme un manque de compassion, un manque d'égards devant la gravité de son état. Il ne voit pas ce qui, dans sa propre attitude, rend les échanges difficiles. Il ne comprend pas pourquoi il n'est pas traité comme les autres grands malades. Pourquoi paraît-il égoïste ou égocentrique, uniquement préoccupé de son propre bien-être, du fonctionnement de son corps ? Il n'en a pas la moindre idée. Il sait seulement que ce qui n'a pas à voir avec sa maladie le laisse indifférent, le détourne de la grande histoire passionnelle qu'il vit avec son corps et la médecine.

Pierre entretient donc avec la maladie une relation particulière, faite, nous l'avons vu, de peur et de fascination. Il cohabite avec son corps en général et chacun de ses organes en particulier d'une manière étonnante. Il lui arrive d'utiliser des images industrielles pour décrire sa bonne santé : « J'ai des muscles en béton, des nerfs d'acier... » Il recherchait avec le Viagra une puissance physique et sexuelle digne de celle d'un tracteur. Souvenez-vous de la formule « la force tranquille », qu'un publicitaire avait appliquée à un camion avant d'en faire le slogan de la campagne électorale d'un président de la République. Pierre aimerait accéder, comme le président... ou le camion, à cette force tranquille. Au premier symptôme, il oublie la force tranquille et parle de lui avec ce que Norbert Bensaïd appelle « une vision de plombier, vaguement teintée de médecine ». « J'ai les tuyaux bouchés ou encombrés. Mes joints de robinets fuient, mon nez est obstrué, de même que mes sinus, mon cerveau est écrasé contre le crâne qui est coudé », pourrait-il dire. Il décrit sa tension artérielle, son niveau de moral ou d'énergie comme un pneu à plat ou trop gonflé, qui risque d'éclater. Il compare son cœur à une pompe et ses reins à des filtres dont il faut changer les cristaux régulièrement.

Chez d'autres obsédés de la maladie, c'est le foie qui est doué d'une activité mystérieuse, autonome. Il fait des crises du même nom, redoutées et redoutables. Il impose des régimes complexes et même un mode de vie particulier. « Mon foie ne supporte pas les plats en sauce... Je ne voyage pas dans les pays trop humides. Mon foie ne me le permet pas », disent certains névrosés. C'est encore le foie et ses faiblesses qui interdisent de prendre des médicaments. « Les pièces de notre mécanique, poursuit Norbert Bensaïd, ont une valeur symbolique qui n'est pas seulement liée à l'expérience et à la culture commune. Elle dépend aussi de l'histoire de chaque individu et de son savoir réel ou fantasmatique. »

La digestion n'est pas non plus un processus simple et inconscient quand elle est suivie avec angoisse par un obsédé de la maladie. Il est arrivé à Pierre de sentir les aliments cheminer à travers son tube digestif. Il les suit à la trace longtemps après le repas, guettant le blocage ou le passage trop rapide. Il sépare avec l'expérience les plats en deux catégories : ceux qui lui réussissent et ceux qui sont trop lourds, indigestes, qui ne lui vont pas. Les anxieux ne mangent donc pas ce qui leur plaît mais ce qui est compatible avec leur constitution fragile. Dioclès de Caryste, un médecin de l'Antiquité, considérait déjà l'obsession de la maladie comme une perturbation de la digestion : « Elle s'accompagne après les repas, surtout quand les aliments sont de digestion difficile ou de nature à causer des ardeurs, de crachements abondants, d'éructations aiguës, de vents, de chaleur dans les hypochondres. Parfois surviennent de violentes douleurs d'estomac se propageant jusqu'au dos[1]. »

Le dico des hypocondriaques

Pourquoi Pierre consulte-t-il tant de médecins ? Qu'attend-il de la répétition des actes médicaux qui ruinent autant sa santé que les comptes de la Sécurité sociale ? S'il se précipite si souvent aux urgences c'est parce que les avis qu'il a reçus auparavant ne l'ont pas complètement rassuré. Depuis la dernière consultation, il a eu de nouvelles idées. Il a trouvé de meilleures explications à ce qui lui arrive. Il est impatient de confronter ses raisonnements tous frais à ceux d'un autre interlocuteur. Il n'attend pas seulement des soins. Il a aussi besoin de comprendre ce qui se passe dans son corps et surtout de discuter de ses problèmes. Il n'accepte pas facilement – je peux en témoigner – les explications psychologiques. Il veut trouver une « vraie » cause qui n'ait rien à voir avec l'angoisse. « Je passe la moitié de ma vie à souffrir et l'autre moitié à essayer de comprendre pourquoi je souffre », dit-il. Pour avancer dans cette compréhension intime de lui-même,

1. Cité par C. Guedeney, C. Weisbrot, in *L'Hypocondrie*.

il joue au médecin, s'examine et essaie de trouver ce qui aurait pu échapper au praticien trop distrait qu'il vient de quitter. Amoureux inquiet de son corps, il ne laisse aucune fonction, aucun organe dans l'ombre. Il scrute sa langue, le blanc de ses yeux, sa peau. Il compte les battements de son pouls, le volume de ses urines et la fréquence de ses selles. Il est animé par ce qu'Henri Maurel appelle justement la « passion de la dénomination ». Il a envie de mettre un nom de maladie sur ce qu'il considère comme des symptômes, et quand il est en manque d'idées de maladies il en invente, construit des hypothèses. Fort d'une connaissance étendue de son corps et d'un goût soutenu pour la médecine, il proposera aux médecins, pharmaciens et autres soignants de le traiter « un peu comme un collègue ». Pensant les mettre en confiance, il utilise leurs mots, les mots de la science et de la médecine, même à contresens. « Je sens bien que j'ai une ptose rénale », répète Pierre aux néphrologues. Devant leur incrédulité, il ajoute : « J'en suis sûr. Je l'ai appris sur l'Internet. Un site américain dit que 30 % des hommes sont atteints de ptose sans le savoir. » D'autres obsédés de la maladie parlent en spécialistes de leur colite, de leur arthrose ou de leur gastrite. L'hypocondriaque n'attend donc pas seulement d'être traité en malade. Il veut aussi être considéré comme un spécialiste de son dossier, de sa maladie, surtout quand elle est imaginaire. Cette maladie dont il a lui-même trouvé les symptômes et le nom, pour laquelle il a construit des explications originales en consultant de nombreux livres, est maintenant sa propriété, une partie de lui-même qu'il a besoin à la fois de protéger et d'expulser.

Les obsédés de la maladie, qui les aiment tant, mettent en échec la plupart des médecins et leur prennent du temps. Ils les appellent en urgence et n'appliquent pas les traitements qui leur sont prescrits. « Les hypocondriaques sont ma phobie, me confiait un généraliste. Avec eux, toutes les consultations sont compliquées. Ils ne veulent pas seulement des conseils, une aide et des traitements. Ils veulent une conversation médicale. Comme si j'avais le temps de leur accorder cette conversation et pourquoi pas de leur servir le thé. De toute façon, ils ne tiennent pas compte de mon avis. Ils ne font pas ce que je leur conseille et ils reviennent me voir en m'accablant de reproches. Heureusement que les autres malades ne sont pas aussi difficiles. Ils veulent seulement être guéris. C'est plus simple. C'est mon métier. »

Le gourmet du médicament

La relation au médicament n'est pas plus simple que la relation au médecin. Pierre prend des médicaments pour traiter le moindre symptôme tout en disant qu'il ne les supporte pas. Il en a peur et redoute de devenir dépendant. Il craint aussi leurs effets indésirables. Il les anticipe après les heures qu'il passe sur l'Internet à se documenter sur les risques des médicaments. Le pharmacien est aussi un interlocuteur privilégié, donnant quelques conseils de plus qui le soir même seront vérifiés sur l'Internet. Malgré sa peur et son refus des médicaments, Pierre est l'un de meilleurs clients de son pharmacien. Il a pris du Viagra pour une impuissance imaginaire, des vitamines, des tonifiants de toutes les fonctions du corps, et il cherche maintenant un traitement contre ses maladies rénales. Antalgiques, vitamines, traitements contre la fièvre ou la mauvaise digestion sont aussi ses compagnons quotidiens. Il a l'ambition de se soigner seul, de manière scientifique, en comprenant la manière dont agissent les remèdes. Même s'il s'inflige des traitements inutiles, il n'abandonne pas l'esprit de méthode qui le caractérise en toutes circonstances. Pour l'obsédé de la maladie, le médicament est plus qu'un simple remède. L'obsédé veut bien prendre des plantes, mais des plantes dont l'efficacité est prouvée par l'Académie de médecine... ou à défaut par l'un de ses amis. Chaque médicament, même une simple tisane, contient un peu de la magie qui va le délivrer du mal. Prendre un traitement revient à vivre de la manière la plus intime qui soit les progrès de la recherche. « La rencontre, écrit le psychiatre Henri Maurel, entre l'hypocondriaque et son médicament ressemble à une rencontre amoureuse. Le produit est élu ou rejeté, souvent par référence à celui qui le prescrit. » Les injections sont parées d'un pouvoir magique supplémentaire. Elles atteignent plus directement la source de la souffrance. Les anxieux aiment aussi les noms de remèdes qui leur semblent parés d'un pouvoir magique de protection : potions, gouttes, sirops, essences, élixirs, tisanes, fumigations, aérosols, pulvérisations nasales, gouttes auriculaires, gargarismes et collutoires. La peau reçoit l'onction ou la friction de pâtes, de pommades, de lotions. L'obsédé de la maladie est un connaisseur, une sorte de gourmet de la pharmacie, capable de reconnaître un antibiotique à son goût et une crème à son parfum. Il fait confiance à certains grands laboratoires pharmaceutiques comme les amateurs de vin qui ne croient qu'aux grands cépages du Bordelais, ceux qui ne déçoivent jamais.

Les obsédés de la maladie ne sont pourtant pas payés de retour dans leur amour des remèdes. Ils tolèrent mal les produits qu'ils réclament. Ils sont souvent allergiques, leur intolérance s'inscrivant dans un mouvement complexe d'attrait et de peur de la médecine.

Ils peuvent aussi demander une ordonnance et ne pas acheter les médicaments. Ils veulent, une fois encore, être reconnus comme malades tout en gardant la maîtrise de leur souffrance, de son caractère exceptionnel, rebelle aux approches conventionnelles.

Les anxieux, obsédés de la maladie ou non, aiment, en plus des médicaments, les listes, les bilans et les inventaires. Gageons que certains collectionneurs trouvent plus de plaisir quand ils ajoutent une ligne au catalogue de leurs trésors pharmaceutiques qu'au moment où ils achètent la nouvelle édition originale des *Fleurs du mal* ou le disque introuvable de Miles Davis. Le vrai moment de plaisir est celui où ils complètent sur un petit carnet ou un fichier informatique la liste de leurs acquisitions. Et que dire de l'extase que procure la possession d'une intégrale, dans quelque domaine que ce soit ? L'objet lui-même les attire moins que la liste dont il fait partie. Quelles sont les listes que tiennent à jour les collectionneurs de médecins ? Celles de leurs symptômes et de leurs maladies, mais aussi celles de leurs consultations. Ils complètent leur dossier médical avec un zèle qui est bien celui du collectionneur. Ils y rangent leurs radiographies, les comptes rendus de consultation et tout ce qui concerne leur santé. Au besoin, ils ajoutent quelques inventaires personnels, une courbe de température par-ci, une courbe de poids par-là. Ils s'aperçoivent aussi qu'ils peuvent prendre eux-mêmes leur tension artérielle et en noter les chiffres « comme dans les grands services hospitaliers ». L'obsédé de la maladie traite ainsi la vie de ses organes en comptable ou en historien. Il peut, dans des cas extrêmes décrits par le psychiatre Henri Maurel, mesurer ses ongles, ses cheveux et noter l'évolution de ces étonnants paramètres. S'il a tant besoin ou envie de nouvelles consultations, c'est donc en partie pour le plaisir d'allonger sa liste, d'augmenter le poids de son dossier médical, une pièce précieuse à laquelle il tient autant qu'à sa santé. Pierre explique bien ce goût du gros dossier quand il me dit qu'il a accepté de consulter un psychiatre pour que son histoire médicale soit la plus « complète » possible et qu'aucune hypothèse n'ait été laissée dans l'ombre. Il attendait que j'alimente son goût de l'archivage avec des résultats de tests, de préférence chiffrés. Il a, dans ce domaine, été un peu déçu.

Mais d'où vient ce plaisir de l'inventaire, du dossier médical à jour ? Il satisfait, chez Pierre comme chez les autres anxieux, un besoin de maîtrise, de contrôle. Pierre peut s'entretenir dans une illusion, une fausse croyance de plus, selon laquelle le fait de tenir son histoire médicale parfaitement en ordre permet de se prémunir contre les maladies. Une collection, un dossier médical sont des univers clos que l'on peut ranger sans relâche, compensant ainsi l'incapacité dans laquelle on est d'ordonner et d'organiser sa vie. En rédigeant son propre dossier mieux qu'un médecin modèle, Pierre croit qu'il se soigne ou tout au moins s'occupe de sa santé. Le carnet de vaccination et la carte de groupe sanguin tiennent, avec son dossier médical, une place de choix parmi les papiers qui le rassurent. Il ne sortirait pas de chez lui sans ces précieux documents et il vérifie régulièrement qu'ils sont bien à jour.

Pierre exerce aussi son besoin de maîtrise et de contrôle sur ses dépenses médicales. Un peu d'avarice pointe volontiers sous son obsession de la maladie. Il vérifie les honoraires des médecins et les factures du pharmacien. Il recalcule les taux de remboursement de la Sécurité sociale. Il traque des erreurs qu'il ajoute à son dossier dans une sous-chemise « frais ». Il conserve à tout hasard les quittances de ses hospitalisations et les classe comme d'autres rangent leurs photos de vacances ou leur collection de timbres.

Le tourisme médical

Les obsédés de la maladie ne peuvent se passer du médecin. Comment pourraient vivre sans se soigner ceux qui se sentent toujours malades ? Leur relation aux médecins et à la médecine est donc passionnelle. Les crises et les réconciliations, les bouderies et les grands moments de séduction se succèdent. Le médecin est le personnage principal de leur histoire, celui qui pose les questions, qui se comporte en ami ou en rival et rarement en simple acteur de soin. Les obsédés de la maladie éprouvent ainsi des sentiments mêlés à l'égard de ceux qui prétendent les aider. Ils sont anxieux, méfiants et fascinés à la fois. La fascination et la séduction qu'ils éprouvent pour la médecine et les médecins sont des sentiments qu'ils ne s'avouent pas facilement. Ils partagent certains des fantasmes d'Argan, le malade imaginaire de Molière. Ils seraient heureux de marier leur fille à un médecin pour avoir un gendre toujours prêt à les soigner en cas de besoin. Ils aiment aussi, toujours comme Argan, la compagnie des médecins en dehors d'une situation de consultation.

Pierre me l'a souvent dit : le rôle de simple patient ne lui plaît pas, ou plutôt ne lui suffit pas. Son parcours à travers les consultations et les hôpitaux, son expérience de la souffrance et de la maladie, même imaginaire, font de lui un malade à part. « J'ai souvent eu l'impression, disait-il, de mieux connaître mes maladies que les médecins que je consultais. Depuis le temps que j'allais mal, c'est comme si j'étais devenu un peu médecin. » Le savoir que Pierre détient ou croit détenir le rend méfiant et exigeant. À l'époque où il était sûr d'être atteint d'une maladie du rein exceptionnelle, il cherchait avant tout un praticien digne de sa maladie. À quoi ressemble pour Pierre un médecin idéal ? « J'attendais un médecin qui me considérerait comme un patient, un ami et un collègue », disait-il. Comme Pierre n'a pas trouvé ce médecin jouant plusieurs rôles à la fois, il a commencé à voyager d'un cabinet à un autre, au gré des quartiers de Paris et des spécialités. Il a d'abord consulté les généralistes que lui conseillaient ses amis. Puis il a étendu son tourisme médical aux praticiens inconnus, ceux dont il trouvait le nom sympathique dans le Bottin. Enfin, il les choisissait par rue, fort d'une croyance magique selon laquelle un médecin installé dans un beau quartier ne peut pas être complètement mauvais. « Je devenais, dit-il, un expert en décoration de salle d'attente. Je savais prévoir le caractère et le physique du médecin selon la disposition de ses fauteuils et les tableaux accrochés au mur. Les journaux à disposition pour faire patienter me donnaient d'autres informations sur ses opinions politiques et ses centres d'intérêt. » Pierre dégustait chaque consultation avec une expérience de connaisseur : « Le temps de consultation m'appartient. Je veux en profiter pleinement, exposer toutes mes difficultés. Certains médecins essayaient de me presser, de me faire résumer mes problèmes. Je continuais à mon rythme. »

Le tourisme médical auquel s'adonne Pierre est une forme moderne de l'obsession de la médecine. Avec les assurances de santé et les forfaits, les nouveaux Argan n'ont même plus à payer. Ce tourisme médical, pourtant, agace les médecins consultés les uns après les autres, « à tout hasard ». Il complique aussi leur tâche. En multipliant les avis, Pierre réduit ses chances d'être bien soigné. Il arrive avec un diagnostic qu'il a fait lui même et il impose une solution unique, précise, inéluctable. Passant d'un praticien à un autre, les touristes de la médecine présentent des symptômes qui ne sont pas de première main et deviennent de moins en moins compréhensibles pour celui qui est consulté en bout de chaîne. L'obsédé de la maladie raconte à chaque nouveau médecin l'histoire de sa maladie mais aussi celle de ses multiples soins précédents, qui se sont tous soldés par des échecs. « Je veux bien vous expliquer ce qui me gêne, disait Pierre à l'époque de son obsession du rein malade, mais je préfère vous prévenir. Je sais ce que j'ai même si on ne me croit pas. Mes consultations se passent souvent mal. Tous vos collègues m'ont déçu. Aucun ne m'a rassuré ni vraiment soigné. »

Le tourisme médical, comme d'autres tourismes sauvages, est une activité dangereuse dont on prend vite l'habitude. Les premières visites relèvent de la curiosité, les suivantes de l'envie de comparer les différents avis. Au fil des consultations, l'angoisse et la méfiance augmentent. Même quand une relation s'établit par miracle avec un des praticiens, elle reste fragile. Le touriste de la médecine guette la faute. Il ne tolère aucun signe de lassitude, aucun appel téléphonique interrompant sa consultation. Il chronomètre le temps qui lui est accordé et teste celui qui le soigne en exigeant des horaires de consultation impossibles ou en déplaçant plusieurs fois son rendez-vous. Il manipule les traitements qui lui sont prescrits, adaptant les doses de médicaments selon son bon vouloir ou choisissant parmi plusieurs médicaments celui qui lui paraît le meilleur.

8

La libido sur les organes

« Dans l'histoire si longtemps embrouillée de l'hypocondrie, il n'est pas moins curieux d'étudier les médecins qui ont écrit sur cette maladie que les malades qui en ont été le sujet. Les uns et les autres ont également concouru à rendre obscur ce qu'ils attachaient une si grande importance à éclairer. »

F. Leuret,
Fragments psychologiques sur la folie

Le mot hypocondrie nous vient du père de la médecine moderne. Hippocrate en personne avait repéré chez certains de ses malades une tendance à trop s'inquiéter de leur santé. Il avait attribué cette angoisse à une atteinte de l'hypochondre, la région située sous les côtes et considérée à l'époque comme l'endroit d'où venaient les passions et les émotions. Remarquons que l'Académie française, dans sa grande sagesse, a ôté un « h » en passant de l'hypochondre à l'hypocondrie. Par sa décision pondérée, elle garde le souvenir d'Hippocrate tout en nous suggérant que la maladie ne se limite pas à une inflammation des côtes. Hippocrate, pourtant, tenait à son explication. Il écrit dans le *corpus* hippocratique : « Le malade semble avoir dans les viscères comme une épine qui le pique. La nausée le tourmente.

Il fuit la lumière et les hommes, il aime les ténèbres. Il est en proie à la crainte. La cloison phrénique fait saillie à l'extérieur. On lui fait mal quand on le touche. Il a peur. Il a des visions effrayantes, des songes affreux, et parfois il voit des morts. La maladie attaque d'ordinaire au printemps. À ce malade on fera boire l'ellébore, on purgera la tête. Et après la purgation de la tête, on donnera un médicament qui évacue par le bas. Ensuite on prescrira le lait d'ânesse [...] pas de vin [...] pas de gymnastique ni promenades [...] par ces moyens, la maladie se guérit avec le temps ; mais si elle n'est pas soignée, elle finit avec la vie. »

Le psychiatre serbe Vladan Starcevic a récemment proposé une description de l'obsession de la maladie qui s'applique mieux aux formes actuelles de la névrose de la bonne santé. Il explique l'obsession de la maladie par l'excès d'attention portée au corps et au fonctionnement normal des organes. L'obsession de la maladie est « une restriction de l'expérience et du comportement limitée au corps ». Dans un texte datant de 1914, *Pour introduire le narcissisme,* Sigmund Freud avance une analyse de cette fixation de l'attention sur le corps qui reste d'actualité. Ce texte explique pourquoi certains anxieux ont besoin de s'occuper sans cesse de leur santé et de leur corps. Freud commence par décrire deux formes de névroses, les névroses actuelles et les psychonévroses de défense ou névroses de transfert. Parmi les psychonévroses de défense, il range l'hystérie et la névrose obsessionnelle. Les psychonévroses de défense sont donc les formes classiques de la névrose. Elles ont des causes anciennes que la psychanalyse permet parfois de retrouver. Ces névroses s'expliquent par des difficultés survenues dans l'enfance. L'angoisse, la neurasthénie et l'obsession de la maladie, que Freud appelle hypocondrie, appartiennent au groupe des névroses actuelles. Leur cause est actuelle. L'hypocondrie, selon cette conception, ne s'explique pas par des traumatismes cachés. Elle n'est pas le résultat de problèmes de la vie passée mais, insiste Freud, d'une insatisfaction actuelle.

L'obsession de la santé serait donc due à des problèmes actuels, bien réels. Il ne faut pas chercher sa cause dans l'enfance ni dans l'inconscient, mais plutôt dans les tracas et frustrations de la vie quotidienne. Freud implique surtout les difficultés sexuelles. Les causes de cette insatisfaction sexuelle sont multiples. Freud cite, parmi d'autres, l'excès de masturbation ou le *coïtus interruptus*. L'angoisse est donc un mécanisme de consolation immédiate. Le plaisir sexuel n'étant pas obtenu, le désir trouve d'autres voies pour se satisfaire. La libido ou le désir sexuel non satisfait se transforme « automatiquement » en angoisse. Les symptômes des névroses actuelles ont ainsi une explication simple, presque évidente.

Comment passe-t-on de difficultés sexuelles à l'obsession de la maladie ? « Il est universellement connu, écrit Freud, et il nous semble aller de soi que celui qui est affligé de douleurs organiques et de malaises abandonne son intérêt pour les choses du monde extérieur, pour autant qu'elles n'ont pas de rapport avec sa souffrance. Une observation plus précise nous apprend qu'il retire aussi son intérêt de ses objets d'amour, qu'il cesse d'aimer aussi longtemps qu'il souffre. » Nous dirions alors : le malade retire ses investissements de libido sur son Moi, pour les émettre à nouveau après la guérison. Un autre psychanalyste proposait l'image suivante à propos des douleurs dentaires : « Son âme se resserre au trou étroit de la molaire. » La vie de Pierre, dans tous les domaines, n'est-elle pas effectivement « resserrée » autour de ses reins ?

La libido (ou le désir sexuel) change donc de « cible » chez l'hypocondriaque. Elle se détourne des objets sexuels et du monde extérieur. L'hypocondriaque – l'histoire de Pierre est là encore un bon exemple – se désintéresse de la sexualité et du désir. Il néglige aussi ses amis et sa famille. Il redistribue ses champs d'intérêt. Il se concentre sur ce qui lui est encore accessible : son propre corps et ses organes. Sa manière de trouver du plaisir avec un organe non sexuel est de le considérer comme malade. Il tire de cet état de fait un plaisir qui remplace sa vie sexuelle et le console. Une dernière question demeure : comment un organe considéré comme malade peut-il provoquer du plaisir ? Freud prend l'exemple des organes génitaux qui, en état de stimulation, sont sensibles. Ils ressemblent aux organes que l'hypocondriaque tient pour malades. « Nous connaissons, dit Freud, le modèle d'un organe douloureusement sensible, modifié en quelque façon sans être pourtant malade au sens habituel. C'est l'organe génital en état d'excitation. Il est alors congestionné, turgescent, humide, et le siège de sensations diverses. » Dans l'hypocondrie, une certaine partie du corps peut remplacer les organes génitaux et se comporter de façon analogue. La tension d'excitation de l'organe douloureux est comparable à celle de l'organe génital. L'ensemble du corps ou une partie seulement devient une zone érogène par le biais de la douleur. La souffrance est désagréable mais elle est quand même une sensation qui provoque du plaisir. Pour celui qui est privé de plaisir sexuel, la douleur est un moindre mal, une manière de se rappeler que son corps existe. Un bruit, même désagréable, est plus agréable que le silence à celui qui est seul depuis longtemps et qui en souffre. Le bruit ou la douleur comble l'impression de vide ou d'abandon. Tous deux rompent la monotonie et tiennent compagnie. Ils peuvent même donner un sens à la vie de celui qui ne trouve pas d'autre moyen de lutte contre la solitude. Pierre me raconte bien à quel point son parcours médical, aussi éprouvant soit-il, donne malgré tout un sens à son existence, l'occupe, voire le distrait.

Jouir dans la douleur

Ce déplacement du désir et du plaisir sur les organes est décrit par Freud comme la « stase de la libido ». Pour Freud, c'est parce que l'on ne s'autorise pas à éprouver de l'amour ou du désir que survient en réaction l'impression d'être malade. L'incapacité à éprouver du désir pour autrui, à prendre le risque d'une relation d'amour, empêche la satisfaction « normale » du désir. La libido se retourne ou se fixe sur les organes. Tout se passe comme si le corps ne pouvait s'empêcher de tomber amoureux. Soit il exprime son désir à l'égard d'un homme ou d'une femme, soit il le reporte sur un organe. La fixation de la libido sur les organes est à la fois un mécanisme de défense et un symptôme. « On doit se mettre à aimer [même un organe] pour ne pas tomber malade, et l'on doit tomber malade lorsqu'on ne peut aimer par suite de frustration. » Le corps, la santé sont alors l'objet de toutes les attentions chez celui qui les a érigés au centre de sa vie. La partie du corps désignée comme malade est protégée, surveillée, examinée. Les obsédés de la maladie évoquent avec beaucoup d'affection ou de passion l'organe dont ils se plaignent. « Si vous voyiez mon estomac [...]. Ma maladie me rend la vie impossible », disent-ils ; d'autres s'exclament : « Si vous saviez ce que ma femme fait de ma vie ! » ; ou encore : « Quand vous verrez ma fiancée, vous serez surpris. »

Le psychanalyste Georges Pragier a poursuivi l'étude du plaisir caché qu'éprouvent nos obsédés de la maladie à se plaindre de leur corps. Comme Freud, il voit dans l'hypocondrie une manière détournée mais bien réelle d'accéder au plaisir. Il tient même cette névrose comme une forme raffinée de masturbation. L'obsédé de la maladie n'accède pas au plaisir en manipulant ses organes sexuels. Contrairement à l'autoérotisme « ordinaire » qui permet de se procurer activement une jouissance solitaire, l'obsession de la maladie donne une autre forme de plaisir, douloureux et passif. Ce plaisir a une tonalité masochiste. Il est produit par la douleur crainte, anticipée et aussi attendue. Les médecins sont mis à contribution pour renforcer le plaisir masochiste. Il leur est demandé de pratiquer des examens douloureux ou des opérations chirurgicales. Du fait de son masochisme, l'obsédé de la maladie vit dans un paradoxe paralysant. Il cherche et redoute la maladie dans le même temps. Il craint la douleur et s'inflige des traitements ou des opérations qui le font souffrir.

D'autres interprétations plus ciblées ont été proposées. Elles portent sur les symptômes dont elles essaient de trouver le sens caché ou inconscient. Ces explications doivent être maniées avec précaution. Il me paraît toujours dangereux de donner à un symptôme une signification, une interprétation fixe qui ne tienne pas compte de l'individu ni du contexte. Essayons malgré tout d'en citer quelques-unes. Le lecteur jugera de leur pertinence. Par ses nausées, l'anxieux exprimerait symboliquement son rejet de l'existence. Le poids sur l'estomac doit être expulsé, chassé. La constipation est une autre constante.

Elle nourrit l'idée que les organes ne fonctionnent pas, que tout s'accumule. La rétention de la constipation est un équivalent de la rétention de la parole de celui qui ne peut exprimer ni son angoisse ni ses autres sentiments. L'hypocondriaque garde tout, y compris le contenu de son tube digestif. Il a peur de s'appauvrir, de perdre la richesse de son corps. Il amasse dans le secret de son corps une précieuse matière, enrichie, transformée. « Point d'hypocondrie, écrit le psychiatre Henri Maurel, sans matière, sans la détention de multiples avoirs. » L'urine fait elle aussi l'objet d'un inventaire, d'une gestion anxieuse. Sa sortie comme sa rétention angoissent l'obsédé de la maladie. « Songez à me faire uriner », avait un jour demandé Pierre à son médecin généraliste étonné. Les démangeaisons ont une autre signification. C'est par elles que le corps rappelle son existence. Le symptôme attire l'attention sur la zone particulière qui démange. C'est un signal, un appel à l'action. Ce qui démange doit être gratté. Les démangeaisons des organes génitaux ont, chacun l'imagine bien, une signification particulière. Elles semblent vouloir dire : « Non, ce n'est pas vrai que cette partie de mon corps est honteuse (réprimée, non existante...). » Elles rappellent à celui qui tenterait de les oublier ou de les négliger qu'il possède des organes sexuels et qu'il peut encore en faire usage.

Les délires hypocondriaques ou la perte des organes

Étude de cas : le syndrome de Cotard

La tristesse fait douter de tout, de la réussite de sa vie, de l'amour que l'on reçoit et de celui que l'on éprouve. Elle fait aussi douter de sa bonne santé. Il est habituel que les déprimés qui me consultent se plaignent de leur santé. Même quand la maladie ne les obsède pas, ils ont l'impression de passer d'une petite misère à une autre, comme si une sorte de malédiction privée ne les quittait pas. « J'ai souffert tout l'hiver d'une grippe et de rhumes, je n'attends rien de bon pour le printemps et l'été », me disent-ils. Pourquoi ceux qui sont tristes doutent-ils tant de leur bonne santé, au point, quand ils ne sont plus vraiment malades, de s'inventer des maux imaginaires ? C'est que la souffrance et la maladie possèdent chez eux un sens et une utilité particuliers. Elles justifient, expliquent le rôle de martyr, de victime du destin dans lequel ils s'enferment. La tristesse du déprimé, entendons-nous, n'est pas un simple chagrin qui s'estompe avec le temps, l'habitude ou encore le plaisir d'une soirée entre amis. Elle n'a rien à voir avec le vague à l'âme, le spleen, la morosité élégante que cultivent certains. Elle est un mode de vie, une relation au monde qui colore toutes les opinions du malade et aussi la manière dont il perçoit son corps. Dans la logique de la dépression, il n'est pas possible d'être en bonne santé. Le déprimé doit se sentir malade pour alimenter son pessimisme et son besoin de reproches à lui-même ou aux autres. Il attend la maladie comme une confirmation de ses sombres pressentiments, une preuve éclatante de son malheur. Si elle se fait attendre, il en hâte la venue en prenant des risques pour sa santé, en accomplissant un « suicide à petit feu ». Si l'imprudence ne suffit pas à atteindre sa santé, il s'invente des maladies imaginaires. Ensuite, il ne se contente pas, si j'ose dire, d'être malade. Il se voit dans un rôle encore plus tragique, celui d'un incurable dont l'état est dépassé, au-delà de toute possibilité de traitement. Pourquoi tant de désespoir ? Justement parce qu'il est déprimé, anormalement triste et surtout prisonnier d'un temps sans pitié dans lequel rien ne s'arrange ni ne se guérit. Rappelons-nous la sentence du roi Salomon, écrite au soir de sa vie dans l'Ecclésiaste : « Ce qui est tordu ne se remettra jamais droit. » Au fond de chaque déprimé veille un roi Salomon, revenu de tous les plaisirs et de toutes les espérances qui rendent la vie supportable. Il sait ou plutôt croit savoir que « toute parole est fastidieuse et [que] nul souvenir ne subsiste des anciens, de même, de nos successeurs, il ne demeurera aucun souvenir auprès de ceux qui viendront plus tard ».

Les psychiatres du XIXe siècle avaient déjà débusqué le désespoir, digne du roi Salomon, présent chez les obsédés de la maladie. Pour le psychiatre français Guislain, l'hypocondrie est une monomanie – c'est-à-dire une petite folie, une folie incomplète – triste et cafardeuse dans laquelle l'instinct de conservation est exagéré. Le cas d'Hugo Benzi, rapporté par Colette Guedeney et Catherine Weisbrot, est un exemple typique de cette folie triste. Hugo Benzi, racontent-elles, est un marchand italien, continuellement inquiet pour sa santé à la suite de déboires professionnels. Il est assailli la nuit par des angoisses. Il croit qu'il est ruiné et malade. Il ressent des chocs dans les jambes qui renforcent ses convictions. Il y voit l'effet des vents italiens qui passent sur lui. Il s'inquiète de ne plus pouvoir se moucher, imaginant que le liquide qui doit passer par le nez est emprisonné dans l'estomac. Le diagnostic retenu est celui de dépression hypocondriaque. Les médecins lui proposent un traitement révolutionnaire pour l'époque. Jugez plutôt : ils lui ordonnent de se placer à la lumière pour contrarier l'obscurcissement dû à la mélancolie, d'évacuer l'humeur mélancolique par des saignées, d'y ajouter un régime et des médicaments. Les traitements d'ordre psychologique ne sont pas oubliés. Hugo Benzi est invité à se procurer de la joie par de la musique et des récits distrayants.

Enfin, les médecins lui recommandent de manipuler son argent pour se convaincre qu'il n'est pas ruiné. Un dernier traitement est destiné à exciter les muqueuses nasales pour dissiper les craintes du pauvre Hugo et lui montrer que le liquide de son nez n'est pas prisonnier.

Le psychiatre français Jules Cotard a été intrigué par le cas d'Hugo Benzi et par ceux d'autres malades persuadés à tort que leur corps était malade. Il remarque que leur intelligence est troublée au point de leur faire croire qu'ils sont attaqués par les maladies les plus diverses. Ils passent pour des malades imaginaires, tout en souffrant d'une profonde tristesse. Jules Cotard prend le temps d'écouter leurs angoisses. Il s'aperçoit qu'un thème revient fréquemment : ils sont persuadés que leur corps se modifie. Les déprimés de Cotard croient en effet que leurs organes ont disparu, qu'ils sont pourris, qu'ils ont changé de taille. À partir de plusieurs de leurs témoignages, Jules Cotard va décrire un délire qui lui vaudra une grande notoriété dans l'histoire de la médecine : le délire de négation d'organe. « Je n'ai plus d'estomac, mes os ont fondu, mon cerveau a disparu », lui disent ces hommes ou ces femmes, souvent hospitalisés dans un asile depuis plusieurs mois ou plusieurs années. Comment comprendre ce syndrome de Cotard et quel est son rapport avec l'obsession de la maladie ? Il s'agit d'un « délire triste » présent dans les formes les plus graves de dépression, appelées mélancoliques par les psychiatres. Le mélancolique délirant atteint du syndrome de Cotard a depuis longtemps dépassé les doutes qui taraudent Pierre et les autres anxieux. Il ne se demande pas s'il est malade ou pas. Il est certain que son corps est pourri, qu'il est une épave rouillée, un champ de ruine. Il est tellement terrassé par la tristesse de sa dépression qu'il déraisonne ou délire. Contre toute réalité, il s'enferme dans une idée fausse selon laquelle un (ou plusieurs) de ses organes a disparu. Sa conviction est inébranlable. Elle est de l'ordre du délire et non du doute anxieux. Elle n'est entamée par aucune parole rassurante. Le mélancolique souffrant de ce délire triste peut se laisser dépérir s'il n'est soigné à temps. Il croit qu'il n'a plus besoin de manger ou qu'il ne peut digérer les aliments, faute d'avoir un estomac.

Aujourd'hui encore, il m'arrive de retrouver, dans les formes extrêmes de dépression, le délire du docteur Cotard. L'un de ces malades, hospitalisé en psychiatrie, souffrait de la manie de l'accusation. Il regardait les informations et se reprochait toutes les catastrophes qui étaient annoncées, répétant : « Tout ça est de ma faute. » Il se reprochait les inondations, la sécheresse et les accidents de montagne. Il regardait aussi son corps et me disait : « Vous voyez bien que je n'ai plus d'organe. » Il avait aussi, comme c'est souvent le cas dans les délires de Cotard, une perception erronée du temps. Il se croyait immortel. La faute dont il s'accusait, et dont il n'a jamais parlé même après sa guérison, était si grave qu'elle imposait une éternité de contrition pour en espérer le pardon !

Le lecteur aura bien compris que ces formes de délire n'ont rien à voir avec les angoisses que peuvent connaître les anxieux quand ils ont l'impression d'être malade. On ne passe pas de l'angoisse concernant la santé au délire de Cotard, et ceux qui se soignent trop ne risquent pas de croire un jour que leurs organes ont disparu. Les anxieux ne perdent pas le contact avec la réalité. Leur maladie vient justement d'un excès de sérieux, d'une trop grande sensibilité aux détails quotidiens.

Étude de cas : le délire du président Schreber

Freud, nous l'avons vu, a proposé une explication de l'obsession de la maladie. Il s'est aussi penché sur une histoire de délire hypocondriaque digne des cas du docteur Cotard. Dans l'un de ses livres les plus célèbres, *Cinq Psychanalyses,* il exerce son talent sur un malade qu'il n'a pas connu mais dont il a lu les écrits. Il inaugure un genre qui connaîtra un grand succès, l'analyse psychologique à distance. Combien d'autres analystes s'autoriseront dans sa suite à faire des interprétations plus ou moins sauvages des discours des hommes politiques ou des journaux intimes des écrivains ! Ils auront souvent beaucoup moins de talent que Freud mais plus de culot. Freud, pour sa part, découvre *Les Mémoires d'un névropathe* et le prend pour ce qu'il est : un récit de malade. Ce livre autobiographique paru en 1903 est l'œuvre de Daniel-Paul Schreber. Ex-président de la cour d'appel de Saxe, le docteur en droit Daniel-Paul Schreber confie d'abord ses angoisses et sa dépression. Les premières inquiétudes apparaissent entre 1885 et 1893, date à laquelle le président Schreber est nommé à la présidence de la cour d'appel. Il fait des rêves dont il ne comprendra le sens que plus tard. À plusieurs reprises, il rêve qu'il est malade. Son angoisse s'aggrave, imposant un séjour en clinique. Il y est soigné par un certain docteur Flechsig. Schreber sombre ensuite dans un grand délire. À son arrivée en clinique, il se plaint de ramollissement du cerveau, disant qu'il va bientôt mourir. Il se sent persécuté, devient hypersensible à la lumière et aux bruits. Il lui arrive parfois de se croire mort et décomposé. D'autres jours, il pense être atteint de la peste. Il suppose que son corps est l'objet de toutes sortes de répugnantes manipulations qu'il confie à son journal intime : « Il n'est pas un membre ou un organe de mon corps qui n'ait été modifié. » Schreber acquiert enfin la certitude d'avoir changé de sexe. Toutes ces impressions de modification corporelle l'anéantissent. Il passe des heures entières assis, complètement rigide et immobile, inaccessible à toute autre sensation qu'aux messages venus de son corps. Il écrit qu'il préférerait être mort plutôt que de souffrir autant. Il essaie plusieurs fois de se noyer dans sa baignoire pour mettre fin à son calvaire. Entre deux tentatives de suicide, il réclame d'être euthanasié. « Ajoutons, écrit Freud, qu'il injuriait diverses personnes, qui, d'après lui, le persécutaient et lui portaient préjudice, en particulier son ancien médecin Flechsig, qu'il appelait "assassin d'âme", et il lui arrivait de crier un nombre incalculable de fois "petit Flechsig" en accentuant fortement le premier de ces mots. »

Les angoisses du président Schreber sont à la fois délirantes – parce qu'elles sont coupées de la réalité – et hypocondriaques – parce que leurs thèmes concernent le corps et la maladie. À la manière des délirants de Jules Cotard, le président Schreber est persuadé que ses organes ont disparu, qu'ils ont été détruits. Cet homme raisonnable, dont les avis en matière de droit sont sollicités, adopte une bien étrange logique quand il parle de son corps. Il est sûr d'avoir vécu plusieurs années sans estomac, sans intestins, presque sans poumons ni vessie. Il écrit encore qu'il a eu l'œsophage déchiré, les côtes broyées. À l'occasion d'une crise plus forte que les autres, il a eu l'impression d'avoir mangé en partie son propre larynx. Puis, comme par miracle, le président Schreber a senti son corps se régénérer. Il a « retrouvé » ses organes et il a donné à cette guérison une nouvelle explication délirante. Il l'a attribuée à des rayons magiques qui lui ont permis d'échapper à l'influence maléfique de son psychiatre traitant, le docteur Flechsig.

Freud ne se limite pas à une description des symptômes du président Schreber. Il propose une explication de l'agressivité qu'éprouve le magistrat à l'encontre de son médecin. C'est à la sexualité et aux désirs homosexuels inconscients que Freud rattache la rage avec laquelle le président s'acharne sur le malheureux Flechsig. Le président Schreber, nous dit Freud, éprouve un désir homosexuel pour son médecin. En réaction contre ce désir qu'il n'ose s'avouer, s'élabore un délire de persécution. Il se met à haïr la personne qu'il ne se pardonne pas d'aimer ou de désirer. Plus généralement, Freud explique la paranoïa et le sentiment de persécution comme une conséquence du refoulement d'un désir homosexuel. Cette explication, aussi séduisante soit-elle, ne s'applique pas aux formes banales d'obsession de la maladie. L'histoire du président Schreber, mêlant délire de persécution et impression de modifications corporelles, est un cas caricatural et historique de maladie psychiatrique. Elle ne peut se confondre avec les histoires quotidiennes d'obsession de la maladie.

Ces malades qui nous dépassent

Les généralistes et les spécialistes repèrent de loin les nouveaux consultants qui tiennent à la main une petite liste ou un gros dossier. Ils savent immédiatement qu'ils ont affaire à l'un de ces « touristes » qui vont leur poser un problème difficile. L'attitude de ces patients, mêlant séduction et agressivité, les laisse sans défense. Les études médicales ne les ont souvent pas assez préparés au jeu relationnel complexe qui leur est alors imposé. Les connaissances médicales classiques ne servent pas beaucoup dans cette situation. Les maladies des touristes de la médecine ne peuvent se résoudre de manière purement scientifique ou rationnelle. Le fait de savoir qu'ils seront mis en échec par un malade ou une maladie est particulièrement frustrant pour des praticiens qui ont besoin de se sentir utiles. Les médecins les plus soucieux d'une médecine efficace et rapide sont ceux qui supportent le moins ce jeu. Ils veulent être reconnus et appréciés de leurs patients. Ils aiment qu'ils le leur disent ou le leur fassent comprendre. Il est rare que les anxieux leur apportent ce genre de satisfaction. La demande médicale est confuse et le malade ne se conforme pas au rôle attendu du « bon client » ou du « malade normal ». Il ne coopère pas, il discute tout, les diagnostics comme les soins. Certains médecins le considèrent comme un menteur, un simulateur qui ne cherche qu'à leur faire perdre du temps. Toutes les fautes relationnelles sont alors possibles. Il est des médecins qui essaient de paraître froids et distants et d'autres qui délivrent, à la manière du frère d'Argan, des conseils inutiles. Ils tentent de raisonner leur interlocuteur, de l'éduquer. Pire encore, ils lui assènent de manière hâtive ou brutale des explications psychologiques sur les causes de son obsession de la maladie. Le résultat, comme vous l'imaginez, est de faire fuir l'obsédé de la maladie vers une nouvelle adresse.

Le médecin et philosophe Georges Canguilhem a repéré le malentendu fondamental existant entre celui qui dit qu'il va mal et celui qui l'écoute. Comment le point de vue de celui qui souffre d'une vraie maladie – il en a la certitude – et celui du médecin qui le prend pour une sorte d'imposteur peuvent-ils se concilier ? Canguilhem, pour sa part, a nettement tranché la question : celui qui souffre a toujours raison, même si sa souffrance échappe aux cadres médicaux classiques, même si sa maladie paraît imaginaire ou son angoisse excessive. Pour Canguilhem, la seule médecine digne de ce nom est celle qui tient compte du ressenti du malade tel qu'il est, de ses croyances, de ses opinions, même si elles paraissent absurdes ou incompréhensibles. « Il y a toujours eu un moment, écrit-il, où l'attention des praticiens a été attirée sur certains symptômes, par des hommes qui se plaignent de n'être par normaux, c'est-à-dire identiques à leur passé, ou de souffrir. Si aujourd'hui la connaissance de la maladie par le médecin peut provenir de l'expérience d'autres médecins, elle commence toujours par un appel d'un malade. C'est donc bien parce qu'il y a des hommes qui se sentent malades qu'il y a une médecine, et non parce qu'il y a des médecins que les hommes apprennent d'eux leur maladie. »

La fureur thérapeutique en réponse

Tous les médecins ne parviennent pas à accéder à la sagesse de Georges Canguilhem. La plupart se sentent gênés face aux symptômes des obsédés de la maladie. Comment soigner de manière raisonnable un anxieux comme Pierre qui découvre en lui une nouvelle maladie à chaque fois qu'il se connecte à l'Internet ? Les praticiens les plus perdus réagissent par une attitude qui conforte l'obsédé de la maladie dans sa dépendance à la médecine. Ils opposent à son appétit de maladie une « fureur thérapeutique », essayant en désespoir de cause les traitements les plus agressifs et parfois les plus dangereux. Comme la maladie qui leur est présentée sort du cadre classique de la médecine, ils abandonnent les traitements classiques et essaient des recettes originales. Cette fureur thérapeutique est une réaction de défense qu'adoptent les médecins qui ont besoin de se prouver qu'ils sont de vrais professionnels, ne négligeant aucune maladie, même les maux imaginaires. Ils se rassurent eux-mêmes et se renforcent dans la conviction qu'ils sont secourables et compétents. Quand un médicament ou une consultation spécialisée ne donnent rien, ils en proposent d'autres, déployant une énergie désordonnée à courir après les symptômes que leur apportent les anxieux. Tous, heureusement, ne cèdent pas à cette fureur du soin et ne réagissent pas à l'échec par une fuite en avant.

Le psychiatre Michael Balint donne l'exemple rassurant d'un médecin généraliste qui résistera pendant plusieurs années aux assauts de l'un de ses malades anxieux, monsieur Z., un homme de cinquante-huit ans, qui ne va jamais bien. Monsieur Z. souffre successivement d'engourdissements dans la jambe gauche, d'intenses maux de tête soulagés seulement par l'écoute de marches militaires à la radio. Il a des vertiges lorsqu'il reste debout pour attendre le train ou l'autobus. Il se plaint d'avoir le souffle court. Il souffre des nerfs et se sent épuisé. Toutes les parties de son corps lui font mal. Ses symptômes ont intrigué de nombreux spécialistes qui l'ont examiné, lui ont proposé des traitements. Rien ne l'a guéri. Il a acquis la réputation d'être un cas spécial, un malade exceptionnel. Monsieur Z. a accepté l'idée que les médecins ne pouvaient rien. Il n'en continue pas moins à prendre ses médicaments.

Malgré ses symptômes qui ne cèdent pas, monsieur Z. a pu maintenir de bonnes relations avec sa femme. Bien qu'ils n'aient pas d'enfant et que leurs relations sexuelles soient rares, elle le décrit comme un « bon mari ». Travaillant comme contremaître, monsieur Z. est apprécié de ses collègues. Il est ponctuel et régulièrement présent. En vingt-cinq ans, il n'a manqué son travail que deux ou trois semaines. Il est, malgré tous ses maux, fier de sa bonne constitution. Il se trouve différent de ceux qu'il désigne avec une pointe de mépris comme les « jeunes d'aujourd'hui, des paresseux qui ne tiennent pas sur leurs jambes ».

Monsieur Z., dans son malheur, a eu la chance de rencontrer un médecin généraliste qui supporte ses critiques et sa méfiance. Il est arrivé à ce médecin de saisir le Vidal et de lui dire : « Je vous ai donné tout ce qu'il y a dans ce livre et jamais rien ne vous a soulagé. Voulez-vous choisir vous-même ce que vous aimeriez avoir ? » Son médecin a su résister aux provocations, aux remarques acerbes de monsieur Z. mettant en doute sa compétence. Il continue à se montrer compatissant. « Pour employer une métaphore, dit-il, nous nous donnons mutuellement des claques dans le dos. Nous sommes tous les deux d'accord que le médicament ne lui fera aucun bien. Il n'éprouve aucun ressentiment envers moi. Il ne me considère pas comme incompétent parce que je ne peux pas le guérir. En fait, je suis un bon type. Il tire un certain orgueil de sa résistance aux effets nocifs de mes médicaments et particulièrement du fait qu'il continue de vivre, malgré la lourde croix qu'il doit porter. » Une relation de soin s'est donc établie, malgré les échecs répétés. Chacun a tenu son rôle. L'obsédé de la maladie et son médecin essaient de se ménager l'un l'autre, de cohabiter sans s'agresser. Sans le dire, monsieur Z. est attentif à la vie de son médecin. Il ne s'impose pas longtemps quand le cabinet de consultation est plein : « Il comprend quand je veux qu'il parte et disparaît rapidement. Si je suis occupé, il entre, prêt à ne pas s'attarder à discuter avec moi, et me dit joyeusement : "Il y a foule dans la salle d'attente." En fait, il est de mon côté. »

Pendant longtemps monsieur Z. a considéré tous les médecins comme incompétents jusqu'à ce qu'il prenne l'habitude de consulter « son » médecin. Celui-ci est devenu un allié et un confident. Après de nombreuses années d'hésitation, monsieur Z. lui a fait confiance. Il ne lui demande plus de le guérir, l'a-t-il d'ailleurs jamais fait ? Il sait que sa souffrance – due à sa maladie extraordinaire – durera toute sa vie sans changer, qu'elle est plus forte que la médecine et les médecins. Elle s'affermit d'année en année. Monsieur Z. fait ainsi gentiment comprendre à son médecin qu'il est incompétent et incapable. Mais comme son interlocuteur reste calme, imperturbable, amical et sympathique, la relation reste cordiale et rassurante. C'est grâce à cette relation de soutien que monsieur Z. a pu garder une vie familiale et professionnelle tolérable, avec quelques moments heureux. Son médecin n'a jamais cédé à la fureur thérapeutique qui menace les praticiens mis en échec par leurs patients anxieux. Il a accepté sa souffrance. Il a honnêtement essayé de lui apporter un soulagement, sans espérer une guérison complète qu'il n'obtiendrait pas. « Un compromis s'est établi, conclut Balint. Patient et médecin se sont installés dans une forme de maladie acceptable pour tous les deux. »

L'oto-rhino-laryngologiste qui apparaît brièvement dans *À la recherche du temps perdu* ne tolère, lui, aucun compromis. Il représente une caricature de la fureur thérapeutique, soignant à tort et à travers. Marcel Proust en donne un portrait sans complaisance. L'ORL, donc, a été appelé au chevet de la grand-mère du narrateur. La grand-mère est en train de mourir. Sa famille veut quand même la soigner, se donner l'impression de retarder une mort inéluctable. Comme la grand-mère tousse et éternue de plus en plus, ils suivent le conseil d'un parent qui affirme qu'un spécialiste, le docteur X, vous guérit en trois jours. La suite serait d'un pur effet comique si la perspective de la mort ne donnait au récit sa touche de pathétique : « Le spécialiste vint avec sa trousse chargée de tous les rhumes de ses clients, comme l'outre d'Éole [1]. Ma grand-mère refusa net de se laisser examiner. » Le reste de la famille hésite puis n'ose refuser d'offrir son nez à l'éminent spécialiste : « Et nous, gênés pour ce praticien qui s'était dérangé inutilement, nous déférâmes au désir qu'il exprima de visiter nos nez respectifs lesquels pourtant n'avaient rien. Il prétendait que si, et que migraine ou colique, maladie de cœur ou diabète, c'est une maladie du nez mal comprise. À chacun de nous il dit : “Voilà un petit cornet que je serais bien aise de revoir. N'attendez pas trop. Avec quelques pointes de feu je vous débarrasserai.” Certes nous pensions à tout autre chose. Pourtant nous nous demandâmes : “Mais débarrasser de quoi ?” Bref tous nos nez étaient malades ; il ne se trompa qu'en mettant la chose au présent. Car dès le lendemain son examen et son pansement provisoire avaient accompli leur effet. Chacun de nous eut son catarrhe. Et comme il rencontrait dans la rue mon père secoué par des quintes, il sourit à l'idée qu'un ignorant pût croire le mal dû à son intervention. Il nous avait examinés au moment où nous étions déjà malades. » Qu'aurait conseillé cet étonnant spécialiste aux obsédés de la maladie que nous venons de quitter ? Quels étranges traitements leur aurait-il proposés ?

---

1. Éole : dans la mythologie grecque, ce maître des vents remit à Ulysse une outre contenant tous les vents sauf celui qui devait le ramener à Ithaque. Mais les compagnons d'Ulysse ouvrirent l'outre et les vents s'en échappèrent.

III

La bonne santé, enfin

9

Les psychothérapies de la santé

> *« Il y a des maux dont il ne faut pas chercher à guérir parce qu'ils nous protègent seuls contre de plus graves. Un de mes cousins avait une maladie de l'estomac, il ne pouvait rien digérer. Les plus savants spécialistes de l'estomac le soignèrent sans résultat. Je l'amenai à un certain médecin. Celui-ci devina aussitôt que la maladie était nerveuse, il persuada son malade, lui ordonna de manger sans crainte ce qu'il voudrait et qui serait toujours bien toléré. Mais mon cousin avait aussi de la néphrite. Ce que l'estomac digère parfaitement, le rein finit par ne plus pouvoir l'éliminer, et mon cousin, au lieu de vivre vieux avec une maladie d'estomac imaginaire qui le forçait à suivre un régime, mourut à quarante ans, l'estomac guéri mais le rein perdu. »*
>
> *Marcel Proust,*
> À la recherche du temps perdu, *vol. 3,*
> Le Côté de Guermantes

Pierre ne voulait se confier qu'à des spécialistes. Il ne croyait qu'aux « vrais » médecins, à ceux qui savaient détecter les « vraies » maladies. Il a longtemps refusé l'aide des psychologues, psychiatres et psychanalystes. Il était certain que son problème venait du corps, des organes. Il affirmait : « Je ne suis pas malade de la tête. Je n'ai pas d'états d'âme... C'est bon pour les femmes, les angoisses. » Sa plainte corporelle tenait lieu de défense. Elle empêchait de changer de registre, d'aborder un autre sujet. Ce n'est qu'après beaucoup de temps, de consultations médicales inutiles que Pierre a pu laisser son corps de côté. Il a commencé à parler de lui, de sa vie, de son enfance. Pierre était un adepte de la médecine scientifique. Il ne croyait qu'aux traitements durs, radicaux. Il aurait préféré expérimenter une greffe de cellules souches plutôt que de s'engager dans un dialogue avec un psychothérapeute. Il se moquait à la fois des psychothérapeutes « qui ne servent à rien et ne font rien » et de leurs clients « qui dépensent de l'argent sans jamais aller mieux ». Sa connaissance de la psychothérapie reposait sur quelques caricatures, véhiculées par le cinéma. Il croyait que tous les psychanalystes ressemblaient à ceux dont Woody Allen dit : « Je suis en analyse avec lui depuis quinze ans seulement. Encore un an et je vais à Lourdes. » Il se souvenait du Freud de John Huston sous les traits de Montgomery Clift. En sonnant chez le docteur X, il n'aurait pas été étonné de trouver un pendule, une bougie ou des traités d'hypnose.

Pierre raconte le premier entretien chez sa psychothérapeute. « Elle ne m'a pas demandé de parler de mes rêves. Elle ne répondait pas à mes questions par d'autres questions en marmonnant "Et vous, qu'en pensez-vous ?" Je m'étais dit, j'essaie un quart d'heure pour voir. S'il ne parle pas, je m'en vais. En fait, je m'étais trompé sur toute la ligne. J'attendais un homme barbu et je me suis retrouvé en face d'une jeune femme élégante et souriante. Elle me parlait simplement, et surtout elle a accepté d'écouter le détail de mes problèmes médicaux. Elle ne m'a pas interrompu quand je lui ai expliqué pourquoi mon rein faisait changer la couleur de mes urines... Dès que j'ai arrêté de parler, elle n'a pas laissé le silence s'installer entre nous. C'est elle qui m'a expliqué sa conception de la psychothérapie, sa méthode, ses attentes. Nous avons souvent reparlé de ces premières séances. Je me souviens encore de ses paroles : "Je crois, me disait-elle, qu'un psychothérapeute ne doit pas toujours attendre. Il doit donner encore et toujours, donner des mots, faire ce que l'on appelle l'avance de la parole." Je lui ai demandé ce qu'elle pensait de moi, si elle était vraiment certaine de pouvoir m'aider, de m'améliorer, de m'aider à comprendre mes curieuses maladies. "J'ai peur de finir les séances un peu fatiguée, a-t-elle dit, mais je suis prête à essayer." »

Le docteur X a ensuite raconté à Pierre l'histoire d'un anxieux qu'elle avait soigné quelques mois plus tôt :

« Il était comme vous persuadé d'être malade. Il était sûr d'avoir attrapé la sclérose en plaques. Il était encore plus fâché que vous quand il est arrivé dans mon cabinet. Il se bouchait les oreilles et me disait : "Rien à dire, je n'ai rien à vous dire." Toute la première consultation s'est passée de cette étrange manière. Comme un enfant boudeur, il me tournait le dos et répétait : "Je n'ai rien à vous dire. Je veux traiter ma sclérose en plaques."

– Qu'avez-vous fait ?

– Je lui ai proposé de ne rien dire, puisque tel était son choix, de se taire mais de m'écouter. J'ai commencé à lui parler très doucement. Il a ôté ses mains de ses oreilles et il s'est tu. Dès que j'arrêtais de parler, il recommençait à crier : "Je n'ai rien à dire... Rien à dire."

– Combien de temps lui avez-vous parlé ?

– Longtemps, très longtemps, trop longtemps. Je me disais que je jouais à la princesse des *Mille et Une Nuits*. La psychothérapie commençait dans le vide. Il faisait semblant de ne pas y participer. Une ambiance favorable au traitement devait être artificiellement créée, patiemment, par petites touches. En deux semaines, un contact s'est établi. Il m'a fait confiance. Il a enlevé les mains de ses oreilles. Quand il a commencé, il n'a plus arrêté de parler. Et puis ensuite, il n'a plus parlé seulement avec moi. Il a exprimé ses sentiments sur son lieu de travail, dans sa famille. Comme on dit, je lui ai appris à réhabiter sa vie. »

Pierre a lui aussi appris à exprimer ses émotions autrement que par le corps. Il s'est même pris d'intérêt pour la psychologie. Il a lu chez Edmund Bergler que la psychothérapie permet de confronter celui qui souffre avec une « mère donnante » pour échapper à l'image de la « mère refusante ». Ceux qui, comme Pierre, résistent le plus à la psychothérapie projettent l'image de la « mauvaise mère » sur leur thérapeute. Ils veulent rester dans leur sentiment d'injustice. Ils refusent les mains qui leur sont tendues. Ils ont besoin de se sentir maltraités et trouvent toutes les raisons de cultiver leur souffrance. Ils interprètent chaque mot ou chaque silence du psychothérapeute comme une malveillance délibérée. Le psychanalyste Edmund Bergler rapporte le trait d'esprit de l'un de ses patients qui voulait trouver une définition simple de la psychanalyse. Les définitions classiques lui semblaient trop compliquées. Elles parlaient de transfert, de résistance. Il suggéra la simplification que voici : « Pourquoi ne pas dire simplement que l'analyse est un éternel combat entre le divan et la porte ? Le divan signifiant l'analyse, la porte, la tendance du malade à s'enfuir... »

Pierre a préféré l'analyse à la porte, y trouvant un

moyen de libérer son désir qui était fixé sur ses organes. Il a pu partir vers d'autres aventures.

La belle étrangère de Sándor Ferenczi

Une jeune et jolie femme a trouvé, comme Pierre, une réponse à ses angoisses sur le divan d'un psychanalyste. C'est à l'un des plus célèbres analystes, Sándor Ferenczi, qu'elle s'est confiée. La jeune étrangère, obsédée par la maladie, est adressée au disciple de Freud après l'échec de plusieurs autres traitements. En proie à une peur continuelle de mourir, elle a l'impression que son corps se modifie. Sa gorge est « prise par quelque chose » et des « points » lui sortent du cuir chevelu. Ces sensations l'obligent à toucher sans cesse sa gorge et ses cheveux. Pendant les crises d'angoisse, ses oreilles s'allongent, sa tête se détache en avant et son cœur bat trop fort. Elle voit dans ces signes des indices de sa mort prochaine. Ils lui rappellent la maladie de son père atteint d'artériosclérose. Elle ne sait pas comment elle pourrait échapper au même sort. Elle craint aussi de devenir folle et de mourir dans une clinique psychiatrique, ce qui est arrivé à son père.

Sándor Ferenczi commence par examiner la gorge de sa patiente. Il recherche une anesthésie ou un excès de sensibilité. Il ne trouve, on s'en doute, aucune anomalie objective. Dans les suites de l'examen, la belle étrangère adopte un nouveau comportement. Elle vérifie dans un miroir la forme de sa langue. « Au bout de quelque temps, dit Ferenczi, elle parut avoir un peu épuisé le sujet [ses inquiétudes corporelles]. Il est vrai que je ne cherchais ni à la rassurer ni à l'influencer, la laissant égrener ses plaintes sans l'interrompre. Quelques légers signes de transfert firent même leur apparition : elle se sentait, disait-elle, plus calme après la séance, elle attendait la prochaine avec impatience. » La thérapie analytique se déroule sur le mode de l'association libre. La jeune femme joue devant son analyste le rôle de son père. Elle dit qu'elle est un gros industriel. Elle mime l'attitude de son père. Elle donne des ordres comme lui, prononce des injures. Elle joue aussi la maladie mentale de son père avant son hospitalisation en psychiatrie. Pendant les séances suivantes, elle recommence à se plaindre de son corps. Puis elle parle de sa sexualité. Elle insulte son mari qui n'est pas capable de la satisfaire. « Son mari, commente Ferenczi, me raconta par la suite qu'à partir de ce moment elle avait aussi désiré dans la réalité la satisfaction sexuelle alors que depuis longtemps elle s'y refusait. »

La jeune femme raconte dans quelles circonstances sont apparues ses angoisses. Pendant la guerre, elle a dû s'occuper seule de ses deux filles. L'aînée, âgée de six ans, était atteinte d'une maladie de la moelle épinière. Elle a été opérée mais elle a gardé une paralysie des jambes et de la vessie. Sa mère pense continuellement à elle. Dès qu'elle sort de chez elle, elle craint que sa fille ait un malaise. « Mais ça ne fait rien, je l'aime mille fois plus que la seconde – celle qui est en bonne santé », dit la jeune femme. Elle a donc refoulé l'angoisse provoquée par la maladie de sa fille aînée. La jeune femme n'ose pas s'avouer qu'elle a souhaité la mort de sa fille malade. Elle a masqué ce désir honteux par l'obsession de la maladie. Elle s'est identifiée à sa fille et a acquis la certitude qu'elle était aussi malade qu'elle. Elle a, par cette maladie, revécu une impression de sa propre enfance. La jeune femme était, comme sa fille, née avec un handicap. Elle louchait et, avant d'être opérée de son strabisme dans sa jeunesse, elle avait dû surmonter une très vive angoisse à l'idée qu'elle pourrait devenir aveugle. Ce strabisme avait fait d'elle, dès son enfance, l'objet de moqueries de la part de ses camarades de jeu. Prudemment, Sándor Ferenczi suggère un lien entre la maladie de sa fille et son obsession de la maladie. Cette interprétation débloque peu à peu la situation. La jeune femme réussit à prendre conscience de la grande douleur et de la honte que lui cause l'infirmité de son enfant. Elle accepte l'idée qu'elle préférait sa cadette. Elle peut même s'avouer qu'elle a, dans un moment d'exaspération, souhaité la mort de sa fille malade. Ses sensations corporelles désagréables disparaissent progressivement. La jeune femme s'autorise de nouveaux projets.

Ferenczi lui propose d'autres interprétations. La sensation dans la gorge correspond au désir de faire entendre et admirer sa belle voix de contralto. Les « points » qui lui sortent du cuir chevelu représentent les petits parasites qu'autrefois, à sa grande honte, on avait découverts sur sa tête. L'allongement des oreilles est ramené au fait qu'à l'école un maître l'avait jadis traitée d'âne. Les palpitations sont le souvenir d'émotions au cours de rencontres avec des jeunes gens sympathiques qu'elle désirait sans pouvoir leur témoigner la moindre familiarité. En dernière analyse, c'est encore à la sexualité que Ferenczi rapporte les angoisses de la jeune femme. Elle lui raconte une scène « d'exhibition mutuelle » avec un garçon de son âge dans le grenier de sa maison. « Je soupçonne fort, écrit Ferenczi, que cette scène dissimule les impressions les plus vives éprouvées par la patiente. L'*envie du pénis,* qui s'était fixée en elle à cette occasion, était à coup sûr ce qui lui permettait dans ses délires une identification au père singulièrement réussie (« J'ai un pénis » : ce n'est donc pas l'anomalie congénitale de son aînée que Ferenczi retient comme explication ultime de l'angoisse mais le fait d'avoir eu, au lieu de garçons, deux filles – êtres sans pénis...). Au demeurant, la maladie de son aînée semble n'avoir commencé à l'affecter sérieusement qu'au moment où elle a mis au monde une deuxième fille.

Le syndrome du dibbouk

Autre psychanalyste, autre interprétation. Il s'agit d'une version étonnante d'obsession de la maladie décrite par Georges Pragier. Son patient, monsieur Constantin, le consulte après plusieurs hospitalisations en cardiologie. Il est tendu, persuadé que les médecins lui cachent la vérité : « Ma maladie est grave [...] beaucoup plus grave qu'un infarctus du myocarde ou même qu'une embolie du cœur [...] c'est une maladie unique. » Il pense qu'il est atteint d'un cancer depuis vingt ans et que les médecins passent à côté du problème. Il suit son cancer à la trace, il le sent partout, dans le thorax, dans l'abdomen. Le fait qu'il est plutôt obèse ne l'empêche pas de croire qu'il a perdu du poids et que son état général se détériore. Il a appris la médecine sur lui-même. Il a l'impression d'en savoir autant et même plus que les nombreux professeurs de faculté qu'il a consultés. Il veut être reconnu comme un malade exceptionnel. Il essaie de dire : « Respectez mes maladies, elles me sont familières, j'en ai besoin pour vivre. » « Avec habileté, dit Georges Pragier, mon patient détourne toute référence à son histoire personnelle. Il affirme seulement qu'il est juif, né en Galicie et qu'il n'a jamais recherché le contact avec une famille qu'il a quittée à l'âge de seize ans. »

Après plusieurs séances de psychothérapie, monsieur Constantin parlera du dibbouk. Cette légende yiddish a été maintes fois racontée par Isaac Singer. Le corps d'une personne, souvent jeune et naïve, est possédé, pénétré par une âme errante, le dibbouk. Une fois qu'il a trouvé sa proie, le dibbouk contrôle complètement sa victime. Il change la voix de celui ou de celle qu'il maîtrise. Il lui impose des pensées étrangères. Monsieur Constantin a gardé un souvenir précis de ces légendes. Il a même vu dans son enfance des cas de possession. Il a assisté à des séances publiques d'exorcisme quand sa tante était prisonnière d'un dibbouk. La scène l'a bouleversé. Les cris de sa tante, les larmes, la fièvre des spectateurs ne peuvent s'oublier. Ces symptômes, cette transe rappellent le cancer dont il se plaint et qui, comme un dibbouk, prend possession de sa vie. Le dibbouk et son cancer sont des parasites qui vivent à l'intérieur du corps. Ils se promènent dans le thorax, dans le ventre. En reparlant de son souvenir du dibbouk, monsieur Constantin commencera à se sentir mieux. Il pourra réinvestir son corps autrement que sur le mode de la maladie après avoir retrouvé le lien qui l'unissait à la culture de sa famille et à sa mythologie personnelle. Acceptant l'imaginaire familial du dibbouk, il n'a plus besoin de s'inventer une maladie imaginaire. Il peut détourner, comme Pierre auparavant, son intérêt de son corps.

Les fausses croyances du licencié de verre

La psychanalyse, nous le voyons avec ces exemples, peut être d'un grand secours aux obsédés de la maladie. Elle les aide à comprendre le sens de leur angoisse et à mettre à distance leurs fausses croyances. Certains anxieux, cependant, ne sont pas prêts à entreprendre une telle démarche. Ils la trouvent trop longue, trop onéreuse, ou encore ils redoutent de découvrir des secrets concernant ce qu'ils ont toujours fui. Ils souhaitent une aide plus rapide, plus directement orientée vers leur gêne actuelle. Ils la trouvent auprès de psychothérapeutes appliquant des techniques cognitivo-comportementales. De quoi s'agit-il ? Ces psychothérapies ont pour objectif de modifier les fausses opinions, encore appelées cognitions erronées, qui entretiennent celui qui y adhère dans l'obsession de la maladie.

Selon le modèle cognitivo-comportemental, en effet, les anxieux se soignent trop parce qu'ils sont prisonniers d'une fausse croyance, celle d'être atteints d'une maladie grave. Au nom de cette fausse croyance, ils interprètent le moindre symptôme, un éternuement ou un frisson, comme une menace. Pierre croit ainsi que chaque douleur de son dos est le signe de la défaillance de son rein. Son anxiété trouve dans une foule de détails quotidiens des justifications ou des encouragements. Un médecin qui le trouve malade l'affole. Celui qui le trouve en pleine santé ne le rassure pas davantage : « S'il croit devoir me dire que tout va bien, c'est louche. Il n'a pas l'air convaincu. Il essaie de m'endormir. »

Miguel de Cervantès a donné dans « Le Licencié de verre » un modèle classique de fausses croyances concernant le corps. Il raconte dans cette nouvelle tirée des *Nouvelles exemplaires* l'histoire de Thomas Rodaja, un étudiant qui se rend à Salamanque. Le jeune homme inspire à une femme de Salamanque une grande passion amoureuse. Lui reste insensible à ses avances. Pour se venger, la femme de Salamanque offre à Thomas un coing empoisonné. Thomas le mange et garde le lit pendant six mois. « Son corps survécut. Il demeura fou de la plus étrange folie que l'on pût voir jusqu'alors parmi les folies. Le malheureux s'imagina qu'il était tout de verre. Lorsque quelqu'un s'approchait de lui, il poussait des cris effroyables, suppliant avec mille paroles et raisons appropriées qu'on ne l'approchât point pour ne pas le briser, jurant que réellement il n'était pas comme les autres hommes, qu'il était tout de verre, des pieds à la tête. » Nombre de ses amis tentent de ramener le licencié à la raison. Ils se jettent sur lui, le saisissent à bras-le-corps, le bousculent. Ils veulent lui montrer qu'il ne se brise pas quand on le touche. Mais jamais le licencié de verre ne se laisse convaincre. Il veut qu'on lui parle de loin.

Hormis cette fausse croyance, le licencié est plein de sagesse. « Les plus grands savants de l'université, écrit Cervantès, et les professeurs de médecine et de philosophie s'émerveillèrent grandement de voir qu'un sujet capable d'une aussi extraordinaire folie que de se croire de verre, pût contenir un entendement si grand qu'il faisait à toute question une réponse appropriée et ingénieuse. »

Du fait de son angoisse, Thomas adopte de multiples précautions. Il enferme son corps dans un fourreau. Il a peur qu'un habit trop étroit le brise. Il refuse les chaussures, préférant des corbeilles. Toujours par peur de se briser, il refuse la viande et le poisson. Il ne boit que de l'eau de source ou de rivière avec les mains. Dans la rue, il marche au milieu, regardant les toits. Il redoute les tuiles qui pourraient tomber sur lui. Il a peur du tonnerre et de l'orage. Un gentilhomme de Castille l'invite chez lui. Pour que le licencié accepte de se déplacer, il l'emballe comme un vase, dans un panier d'osier lesté par des pierres.

Les obsédés de la maladie ne croient pas exactement qu'ils sont en verre mais ils sont certains d'être plus fragiles que les autres. Ils sont, comme le licencié de

Cervantès, prisonniers d'un système de fausses croyances et d'interprétations. « Mon cœur bat vite : je vais avoir une attaque cardiaque, mon cœur va s'arrêter ; j'ai des boules sous la peau : c'est un cancer ; je ne sens plus bien mes bras ni mes jambes : j'ai la sclérose en plaques ; je me sens étourdi, j'ai des faiblesses dans les jambes : j'ai le sida ; je sens mon cœur qui bat, j'ai mal dans la poitrine : je vais mourir ; mon médecin m'a envoyé faire des examens complémentaires : cela signifie qu'il ou elle croit que j'ai déjà une maladie grave. » Les psychologues cognitivistes se proposent donc de les aider à modifier ces croyances pour retrouver un sentiment de bonne santé. La meilleure manière de changer une croyance ou une interprétation comme « Je suis malade » ou « Je me sens fragile » est d'en proposer une autre, plus convaincante. Cette nouvelle explication déplace l'hypothèse angoissante et prend sa place. Imaginons un psychologue cognitiviste rencontrant le licencié de verre de Cervantès. Peut-être l'aurait-il aidé à se convaincre que son corps était fait de fer et non de verre ! Il aurait craint la rouille, mais aurait accepté de sortir de chez lui... excepté les jours de pluie !

La force du biais de confirmation

Comment nos croyances se construisent-elles ? Pourquoi certains d'entre nous ont-ils régulièrement l'impression d'être en bonne santé tandis que d'autres se croient si facilement à l'agonie ? Les psychologues cognitivistes ont une réponse à cette question. Nos opinions, disent-ils, en matière de santé comme dans d'autres domaines, se forgent très tôt, à partir des expériences et des exemples de l'enfance ou de l'adolescence. Celui qui a souffert enfant d'une grave maladie ou qui a été le témoin de la maladie d'un proche parent perd rapidement le sentiment d'invulnérabilité ou d'insouciance qui fonde l'impression de bonne santé. Il fait lui-même ou par un parent interposé l'expérience de la maladie, il subit son empreinte et en garde le souvenir sous la forme d'un sentiment de fragilité. Cette certitude d'avoir une mauvaise santé, d'être plus à risque que les autres peut durer toute une vie. Elle n'est pas ébranlée par les avis rassurants des médecins qui disent que « tout va bien ». Elle ne l'est pas plus par les conseils des amis, faussement prévenants, qui demandent aux névrosés de la maladie pourquoi ils s'inquiètent tant. La fausse croyance est une idée qui sait résister à ses contradicteurs et à ses contradictions.

Mais pourquoi les obsédés de la santé sont-ils si sourds aux conseils ? Pourquoi dans le même temps sont-ils aussi sensibles aux oiseaux de mauvais augure ou à toute autre information inquiétante ? Là encore, les psychologues cognitivistes ont une explication. La persistance de l'angoisse est due à ce qu'ils appellent le biais de confirmation. Ils traitent les informations de manière sélective. Ils n'attachent vraiment d'importance qu'à ce qui confirme leurs certitudes et leurs angoisses. Ils croient ceux qui vont dans le sens de leur pessimisme et ne prêtent pas l'oreille aux autres messages, ceux qui s'opposent à leurs certitudes. Le biais de confirmation, remarquons-le, ne s'applique pas seulement aux obsédés de la santé. Prenons l'exemple de la politique et nous verrons à quel point chacun de nous est sensible à ce biais. Nous n'attachons pas la même importance, nous n'accordons pas la même attention aux discours qui vont dans le sens de nos opinions et à ceux qui contredisent ce en quoi nous croyons. Le temps de parole, c'est la loi, est le même pour la majorité et pour l'opposition. Notre biais de confirmation rend cependant inégal l'impact des discours.

Les obsédés de la santé, eux, quelles que soient leurs convictions politiques, sont du parti de la maladie. Ils prêtent une oreille plus que bienveillante aux informations inquiétantes. Pierre se souvient de la manière dont il interprétait les avis de son médecin généraliste. « Il m'a dit que mes symptômes ne s'appliquent à une atteinte du rein que dans des cas exceptionnels. J'en ai déduit que j'avais les symptômes d'une maladie rénale rare. Cette atteinte est d'un type particulier que la plupart des médecins ont du mal à reconnaître. » La répétition des consultations alimente encore le biais de confirmation. Le moindre résultat ambigu est intégré comme une preuve supplémentaire de maladie.

Un traitement en cinq étapes

Corriger les fausses croyances impose de faire appel à des techniques de psychothérapie très codifiées. Paul Salkovskis, psychologue comportementaliste anglais, a proposé un traitement en cinq étapes de l'obsession de la maladie.

Le premier temps est celui de l'évaluation. Il consiste à établir une relation de confiance, à évaluer les symptômes gênants, les angoisses, la peur de la mort, la manière dont sont perçus et interprétés les messages venus du corps. Cette première étape peut être difficile chez ceux qui ne souhaitent pas d'aide psychologique et sont persuadés de l'origine purement physique de leurs difficultés. Sa réussite impose du tact et de la patience.

Le deuxième temps est celui de la formulation. Les anxieux sont invités à expliquer leurs propres hypothèses sur la santé, la maladie. Un dialogue informel se noue pour essayer d'aller jusqu'au bout du raisonnement anxieux. Le thérapeute suggère, au fil de la discussion, que d'autres hypothèses sont possibles :

« D'où vient votre certitude d'être malade ? demande-t-il.

– Quand je suis couché, j'ai mal au ventre. Quand j'ai mal au ventre, je me dis que j'ai un ulcère ou un cancer.

– Quelles sont vos autres pensées ?

– Je suis angoissé. Je surveille mon estomac. Je me jette sur les livres médicaux. Je me pèse plusieurs fois par jour.

– Comment essayez-vous de vous rassurer ?

– Je vais consulter mon médecin. Je lui demande une fibroscopie.

– Quelles autres hypothèses pourraient expliquer votre mal de ventre ?

– Je ne vois pas.

– Essayez de trouver. »

La méthode, on le constate, n'est pas celle de l'association libre comme en psychanalyse. Notre psychothérapeute anglais est beaucoup plus directif. Il guide la conversation avec souplesse mais aussi avec une idée précise du but qu'il souhaite atteindre.

Le troisième temps est celui de l'autoévaluation. Les anxieux notent leurs comportements et leurs pensées en rapport avec la maladie. Voici un exemple d'évaluation qui m'a été donné par un psychologue cognitiviste. Il a demandé à une jeune femme qu'il traitait pour hypocondrie de noter la situation dans laquelle sa certitude d'être malade était la plus forte. Une semaine plus tard, elle avait fait le constat suivant :

Situation : je lis au lit.

Déclencheur : j'ai mal à l'estomac.

Pensée : je dois avoir un cancer.

Croyance : 100 %.

Émotions : je me sens anxieuse.

Niveau d'émotion : 90 %.

Action : je palpe mon estomac. Je réveille mon mari. Je lui demande s'il pense que j'ai un cancer. Je prends un rendez-vous avec mon médecin généraliste pour le lendemain.

Le quatrième temps porte sur la correction des pensées automatiques négatives. L'obsédé de la maladie note, par exemple, toutes les raisons pour lesquelles il est persuadé qu'il a un cancer. Il devra aussi écrire les autres hypothèses pouvant expliquer ses douleurs à l'estomac. Les arguments pour et contre le cancer sont discutés : « Convainquez-moi que vous avez un cancer. Trouvez tous les arguments possibles », demande le thérapeute. Régulièrement, le psychothérapeute et son patient intervertissent les rôles. C'est ainsi que le psychologue joue à l'anxieux. Il tente de convaincre son patient qu'il est vraiment malade. Il déroule de nombreux arguments jusqu'à ce que l'obsédé de la maladie en face de lui se sente dépassé par l'absurdité de son raisonnement. La probabilité d'avoir un cancer est alors discutée : « Sur mille chances, à combien estimez-vous le risque d'avoir un cancer ? » demande le psychothérapeute qui essaie de noyer l'angoisse sous le poids des statistiques.

Le cinquième temps porte sur les facteurs déclenchants. Il consiste à repérer les pensées ou les événements faisant apparaître l'obsession de la santé. Les interprétations erronées sont corrigées à ce moment : « Je peux avoir mal à la tête sans être atteint d'un cancer... », apprend une migraineuse. Elle doit aussi comprendre le fonctionnement de son corps pour renoncer à ses théories complexes et angoissantes qui font de chaque mal de tête un symptôme de tumeur.

10

L'effet médecin

« Mon Dieu ! mon frère, vous [...] parlez comme un homme qui se porte bien ; mais, si vous étiez à ma place, vous changeriez bien de langage. Il est aisé de parler contre la médecine quand on est en pleine santé. »

Molière,
Le Malade imaginaire (III, IV)

« Dans la pathologie nerveuse, un médecin qui ne dit pas trop de bêtises, c'est un malade à demi guéri. »

Marcel Proust,
À la recherche du temps perdu, *vol. 3,*
Le Côté de Guermantes

L'obsession de la maladie, à l'exception des formes les plus graves qui justifient une aide spécialisée sous la forme d'une psychanalyse ou d'une thérapie cognitivo-comportementale, est le plus souvent une angoisse banale. Elle est une expression habituelle du « complexe corporel », de l'angoisse qui se somatise. Le médecin généraliste reste dans ces conditions l'interlocuteur privilégié de tous ceux qui ont peur de la maladie. Sa patience, sa capacité d'écoute et de résistance aux nombreuses demandes qui lui sont formulées évitent bien des excès. Il est celui qui sait tempérer le besoin de soin quand il le reconnaît comme exagéré. Il remet au lendemain ou à jamais la prescription d'un examen ou d'un médicament qui lui semble inutile. Il doit, pour jouer pleinement ce rôle, percevoir le double sens des demandes de consultation. Toute rencontre avec un médecin, même à l'occasion d'un contrôle de routine ou d'une vaccination, véhicule une demande cachée d'attention et de soutien. Les consultants qui prennent rendez-vous pour un motif médical précis, médicalement bien défini, sont en attente d'autre chose. Ils veulent, en plus d'un examen, recevoir le plus puissant des traitements, celui qui remplace bien des tranquillisants : l'effet médecin. Il faut pour cela que le praticien autorise celui qui insiste pour montrer son corps à dévoiler une autre part de lui-même, qu'il l'invite à parler de ses inquiétudes, de ses déceptions, de sa peur de la mort ou de la maladie.

L'utilisation de l'effet médecin prend du temps et n'est pas non plus dénuée de risque. Il est plus facile de bloquer une relation que de la laisser s'installer. Certains praticiens choisissent de limiter strictement leurs soins au corps, refusant l'effet médecin. Ils résistent à la psychologie en déployant des stratégies raffinées et efficaces. Ils adressent tous ceux qui s'inquiètent de leur santé ou se croient malades à un psychiatre en leur disant sans ménagement que « tout est dans leur tête » ou encore qu'ils se font des idées fausses sur leur santé.

D'autres médecins réagissent par le déni et la fuite en avant dans ce que nous avons appelé une fureur du soin. Ils répondent à chaque symptôme par un nouvel examen complémentaire, une prise de sang, une radiographie, un bilan complet, refusant de démasquer l'angoisse cachée derrière la plainte corporelle.

Le recours à la psychologie sauvage est une manière encore plus raffinée et assez perverse de bloquer la relation ou la communication. Ces médecins sur la défensive assènent alors des interprétations hâtives. « Je sais pourquoi vous vous sentez malade. J'ai compris ce qui vous arrive. Vous êtes un malade imaginaire... » Ils proposent immédiatement des explications qui aggravent l'angoisse, surtout si elles sont justes. Les psychothérapeutes ont appris à se méfier des conflits qui se résolvent trop vite. Ils connaissent les vertus du temps, de l'hésitation, de la mise en confiance progressive.

Le médecin qui juge n'écoute pas plus que celui qui se livre à des interprétations sauvages. Il conseille, console et donne son absolution. Il tient un rôle de prêtre ou de conseiller spirituel qui n'est pas celui d'une personne censée soigner. De nos jours, les médecins de toute spécialité sont incités à exercer cette fonction. Leurs patients isolés et solitaires n'ont aucun autre interlocuteur à qui ils puissent faire part de leurs ennuis ou de leurs doutes. Le médecin reste la seule personne toujours disponible. Mais il est contraint de réprimer son désir d'ecclésiastique. Celui qui écoute ne peut pas être juge en même temps. Son action interdit le conseil direct et la tentation de maîtriser celui qui le consulte, faute de quoi il se mue en un directeur de conscience.

Une autre source de complications est l'identification. Face aux maladies organiques, les médecins gardent une certaine distance. Le malheur et la souffrance psychologique suscitent plus d'identification et d'implication personnelle. Chacun connaît ou a connu des problèmes de même nature. « D'une manière ou d'une autre, écrivait Michael Balint, lorsque nous examinons notre propre patient, nous ne pouvons nous empêcher de faire notre propre examen. Et par conséquent de révéler nos idées et nos désirs de ce qu'il faudrait faire dans cette situation particulière. » Les praticiens sont parfois peu préparés à ces réactions d'identification. Ils se sentent déstabilisés et peuvent réagir en se montrant froids, lointains, voire agressifs.

Le médecin qui refuse de s'engager dans la psychologie en recourant à l'une des stratégies défensives que nous venons de voir choisit en apparence la facilité. Il ne risque ni de juger ni de s'identifier. Il se limite à un examen physique, une situation à laquelle il est parfaitement préparé par ses études. L'examen physique appartient à ce que Michael Balint appelle la sphère de la « biologie à une seule personne ». À la limite, il peut examiner le patient comme un simple objet, de même qu'on révise une voiture pour vérifier si le carburateur reçoit assez d'essence. Quand une relation de soutien s'engage, chacun fait un effort vers l'autre mais, dans le même temps, prend le risque de décevoir ou d'être déçu. Le médecin et son patient acceptent ensemble de supporter une part de frustration. « Mon médecin n'est pas toujours disponible au moment où j'en ai besoin. Il ne peut pas ou ne veut pas être appelé pendant la nuit ou en fin de semaine. Même quand je peux le rencontrer, il ne fait pas de magie. Il ne me guérit pas immédiatement », dit Florence, la maniaque du régime. « Pourtant, il a toujours été là. Je lui ai confié les événements heureux et malheureux de ma vie. Il a connu mes parents, mes petits amis. Nous avons tant de souvenirs communs. Je lui fais confiance depuis le jour où il a diagnostiqué une crise d'appendicite. Un autre praticien, consulté en urgence, m'avait gentiment traitée d'hystérique. Il connaît aussi les antibiotiques qui me conviennent... Il sait prendre le temps de m'écouter quand il sent que j'en ai besoin. Il est le seul avec qui

de ne pas aller mieux malgré leurs bons soins. Les obsédés de la maladie, pour leur part, testent la patience de leur médecin. Ils lui parlent de leurs douleurs incurables et anciennes traitées sans succès dans divers hôpitaux, de leur fatigue ou de leur dépression résistant aux psychiatres et aux antidépresseurs, de leurs allergies et de leurs maladies exceptionnelles. Leurs doutes, leurs questions multiples, leurs regrets ne peuvent se résumer ni s'expliquer en quelques mots. « Dès qu'on me presse, dit encore Florence, je me referme. Je suis une maniaque de la lenteur. Remplir un formulaire de banque ou consulter mon médecin, tout me prend du temps. J'ai aussi l'esprit d'escalier poussé à l'extrême. C'est au moment où la consultation se termine que je me rappelle ce que j'avais à dire à mon médecin. »

Michael Balint incitait les praticiens qui voulaient jouer de l'effet médecin à ne pas se presser, à ne pas prendre trop d'avance sur celui qui consulte. « Dans le doute, disait-il, ne vous hâtez pas, mais écoutez [...]. Le fait de ne pas suivre le rythme de son malade, de rester toujours en retard sur lui, peut être dangereux. Mais ces dangers ne comptent pas si on les compare aux risques de l'impatience. » Vouloir soulager les souffrances à tout prix et à toute vitesse aboutit parfois aux pires catastrophes. En présence de douleurs abdominales imprécises, lorsqu'on suspecte une appendicite, il n'est pas recommandé de prescrire de la morphine. Le soulagement de la douleur peut masquer le développement du processus et la vigilance du médecin peut s'endormir dans une fausse sécurité. Il en est de même pour les angoisses. Celui qui veut convaincre « une bonne fois pour toutes » l'obsédé de la santé court à l'échec. Il risque même de renforcer ou d'aggraver l'angoisse ou encore de déclencher une réaction de fuite en avant dans un tourisme médical dont nous avons vu les dangers.

La force de la persuasion

Les meilleurs médecins ne sont pas seulement patients. Ils sont aussi persuasifs. Ils gagnent à l'usure et savent au bout du compte convaincre les anxieux les plus méfiants. Les hypocondriaques, on finit par l'oublier, aiment eux aussi les bonnes nouvelles. Même s'ils ont du mal à y croire, ils apprécient les propos rassurants. Avant que leur obsession de la maladie s'enkyste sous la forme d'un délire, ils restent sensibles à la persuasion. Ils ne demandent qu'à céder à l'amicale pression d'un médecin en qui ils ont confiance. Ils sont prêts à accepter les arguments même les plus fallacieux. De manière paradoxale, s'ils se méfient de la médecine, ils peuvent aussi accepter sans hésiter les explications qui les rassurent. Montaigne, dans ses *Essais*, raconte l'histoire d'une femme qui pensait avoir avalé une épingle avec son pain et qui fut guérie par la persuasion. Elle criait et se tourmentait. Elle avait une douleur insupportable dans la gorge à l'endroit où elle pensait que l'épingle était bloquée. « [...] mais, parce qu'il n'y avait ni enflure ni altération par le dehors, un habile homme, ayant jugé que ce n'était que fantaisie et opinion, prise de quelques morceaux de pain qui l'avait piquée en passant, la fit vomir et jeta à la dérobée dans ce qu'elle rendit, une épingle tordue. Cette femme, s'imaginant l'avoir rendue, se sentit soudain déchargée de sa douleur. »

La persuasion peut aussi venir d'un proche qui ramène l'obsédé de la maladie dans une relation normale à son corps. Florence a cédé aux injonctions de l'une de ses amies qui l'a persuadée de renoncer à ses régimes. « Elle m'a proposé un pari. Essaie de manger en un repas tout ce qui te fait peur et tu verras bien que le lendemain tu ne seras pas malade. Par défi, j'ai accepté. J'ai craqué. Je me suis aperçue que je n'étais pas aussi sensible que je le croyais. Je crois que j'attendais un prétexte pour recommencer à manger normalement... »

Carlo Goldoni a fait de la persuasion un sujet de comédie. Dans *La Fausse Malade,* Rosaura est amoureuse de son médecin, le docteur Onesti. Elle s'invente des maladies qu'elle présente à son médecin. Le docteur Onesti n'est pas dupe des sentiments de Rosaura. Il utilise la suggestion et la persuasion pour guérir la jeune femme :

« Vous devez, dit-il à l'apothicaire, faire semblant de lui donner un médicament, mais vous lui donnerez un flacon d'eau de votre puits.

– Pourquoi un flacon d'eau et rien d'autre ?

– Parce que la maladie de cette jeune fille est imaginaire ; elle se croit malade, et ce n'est pas vrai. Pour lui faire plaisir, quelquefois, je fais semblant de lui donner un médicament qui ne lui fasse pas de mal ; je lui donne de l'eau claire, au lieu de lui encombrer encore l'estomac avec des drogues inutiles. [...] C'est un remède fictif pour entrer dans les vues de la jeune fille. Quand elle l'aura bu, il est probable qu'elle croira aller mieux, elle louera le médicament ; alors, en lui révélant la vérité, en lui assurant que la potion n'était que de l'eau de puits, j'arriverai peut-être à la détromper, à combattre peu à peu ses idées fixes et ses accès de mélancolie.

– Vous êtes un savant médecin, dit le pharmacien [...]. Mais si vous soignez avec de l'eau fraîche, vous ruinez à la fois mon métier et le vôtre. »

La servante Colombine résume la situation : « Je crois que tout votre mal, c'est le mal d'amour. Et je crois que pour vous guérir, vous n'avez pas besoin des remèdes, mais du médecin... » La comédie se conclut dans la joie et les belles paroles. « Le mariage est le remède à tous les maux. Si le mariage était une mauvaise médecine, il n'y aurait pas tant de veuves qui recommenceraient la cure. » Le bon docteur Onesti, soucieux jusqu'au bout de sa vocation médicale, accepte d'épouser sa fausse malade, vraie amoureuse.

En chemin vers la vraie bonne santé

Le sentiment de bonne santé est donc une qualité de l'esprit autant que du corps. Les corps heureux n'ont pas d'histoire. Ils n'accaparent pas l'attention, ne font pas parler d'eux. Ils laissent une sensation à la fois silencieuse et délicieuse. Nous nous lavons et nous habillons, moitié endormi, moitié réveillé, nous vivons et nous nous couchons sans avoir prêté attention à notre corps. Nous l'oublions presque, réalisant sans le vouloir le rêve d'immatérialité. L'homme en bonne santé est ainsi sûr de ses organes. Il l'est aussi de son destin. Que veut dire le fait de croire en son destin ? Il sait qu'il va mourir mais il parvient souvent à oublier cette perspective inéluctable. Il est assez lucide pour vivre dans l'illusion de la permanence. Il tire des chèques en blanc sur l'avenir. À certaines périodes de la vie, cette illusion de permanence est pourtant mise à rude épreuve. C'est le cas de l'enfance, de la puberté, de la grossesse, de la ménopause et de la vieillesse. Le corps se transforme tant qu'il est difficile de lui faire confiance. Mais le sentiment de bonne santé finit par triompher. L'esprit s'adapte au changement du corps.

Pour se sentir en bonne santé, il faut donc mettre en place des mécanismes actifs et multiples d'oubli de la mort et de mise à distance des risques qui nous guettent. Cette insouciance raisonnable, ce sentiment de vivre en sécurité malgré les dangers inéluctables, résulte d'un long processus de maturation, d'une adaptation réussie aux craintes de l'existence. Quand les filtres de l'angoisse ne fonctionnent plus, le complexe corporel resurgit. L'obsession de la maladie et la peur des maladies en sont ses expressions habituelles.

La véritable bonne santé n'est donc pas une recherche aveugle et obstinée de la santé à tout prix. L'homme en bonne santé sait qu'il va mourir et qu'il tombera un jour malade. Il ne masque pas la réalité de son destin mais il trouve chaque jour, quitte à les inventer, de nouvelles raisons d'espérer... ou d'oublier. Sa santé ne prend de sens que parce qu'elle s'inscrit dans un projet d'existence. La recherche égoïste de la santé, limitée au silence des organes, est vouée à l'échec. Cette quête étriquée ne mène qu'à l'angoisse. Celui qui veut protéger son corps à tout prix s'enferme dans une obsession de la prévention. Il est piégé par son attitude de défense. Il agit comme l'animal qui cherche seulement à protéger sa vie et l'intégrité de son corps. Le propre de l'homme est d'espérer davantage, d'aspirer à une bonne santé qui ne dépendra pas uniquement du corps.

L'homme à la recherche de la vraie bonne santé veut non seulement vivre mais aussi bien vivre, vivre heureux. Le sentiment de santé, en plus de l'absence de maladie physique, implique une forme d'accomplissement de la vie, une existence librement assumée dans la plénitude de la lumière. La bonne santé ne peut non plus s'envisager seulement à l'échelle d'un individu.

Comment un égoïste vivant dans une société malade peut-il aller bien ? La définition du chirurgien René Leriche peut et doit être complétée, enrichie, comme le suggère le philosophe Jean-François Mattéi. « La santé c'est l'exercice de la vie, certes dans le silence des organes, mais aussi avec un but. » Le but est la recherche d'une vie bonne, pour soi-même, pour ses proches et bien sûr aussi pour la société. Celui qui recherche le bonheur avant la santé trouvera la santé. Celui qui vit dans l'illusion que le bonheur ne dépend que du silence des organes est prisonnier de sa peur de la maladie. Il se rend dépendant de toutes les officines, les sectes et les centres de bien-être qui veulent lui vendre une impression de sécurité contre une aliénation de sa liberté. En se soignant, il s'éloigne chaque jour davantage de la véritable bonne santé. La vraie santé ne passe pas par le soin constant de maladies imaginaires. Elle est celle qui mène à un niveau supérieur qui s'appelle la réjouissance, c'est-à-dire la capacité d'être heureux soi-même tout en s'intéressant à l'autre.

Écoutons pour finir Vladimir Jankélévitch. Il propose un remède aux maladies de l'âme qui est aussi une piste vers la bonne santé. Il appelle à la jouissance qui consiste à « déguster le plaisir à petits traits » et surtout à la réjouissance pour éprouver « la sublime ivresse de l'instant ». Deux ancres retiennent pourtant les obsédés de la santé dans leur quête de réjouissance. Elles les empêchent de quitter le port de l'angoisse pour aller découvrir le monde des bien portants, de ceux qui vivent en paix avec des organes silencieux. Ces ancres, nous l'avons vu, sont la peur de la maladie et la certitude d'être malade. Espérons que le lecteur, s'il nous a suivis jusqu'ici, aura compris comment larguer certaines de ses amarres ou tout au moins comment reconnaître ses angoisses masquées par des consultations médicales inutiles. Ce complexe corporel, cette névrose de la bonne santé n'est pas une maladie récente, même si certaines de ses formes se nourrissent des derniers progrès de la médecine et du réseau Internet. De l'hypocondrie d'Hippocrate à la peur de la pollution et des nouveaux virus, l'angoisse, au fond, n'a guère changé. C'est toujours face à la mort et aux fléaux invisibles que tremblent les anxieux, ceux qui se sentent plus vulnérables, plus menacés que les autres.

Le propos de ce livre n'était pas, répétons-le, de culpabiliser ceux qui utilisent les vitamines, la gymnastique ou leur médecin généraliste pour mieux supporter leur peur de la mort ou de la maladie. Qui pourrait avoir le projet de conduire tous les obsédés de la santé vers le cabinet d'un psychothérapeute ? Les comptes de la Sécurité sociale n'y résisteraient pas et les psychiatres déjà surmenés non plus. Tout juste voudrions-nous les inciter à se poser d'autres questions que celles qu'ils se répètent à longueur de journée. Ils s'interrogent sur leur santé, doutent d'eux-mêmes et croient sans hésiter les conseils de bien-être qu'ils trouvent autour d'eux. Et s'ils commençaient à moins douter de leur bonne forme, à croire enfin leur médecin quand il leur dit qu'ils vont bien ? Et s'ils apprenaient – sans tomber dans l'imprudence bien sûr – à moins utiliser la médecine sous toutes ses formes et les médicaments comme une magie protectrice ? En chaque anxieux de la santé sommeille un bien portant qui ne demande qu'à s'exprimer. Il n'est jamais trop tard pour lui faire un peu confiance et lui donner enfin la parole.

Bibliographie

ADÈS, J., « Douleur et relation », séminaire du GIRAD.

ADÈS, J., LEJOYEUX, M., *Encore plus !,* Paris, Odile Jacob, 2001.

ALBERGANTI, M., « L'être bionique, mi-vivant, mi-machine, sort des limbes », *Le Monde,* 20 août 2001, p. 13.

BALINT, M., *Le Médecin, son malade et la maladie,* traduit de l'anglais par J.-P. Valabrega, Paris, Payot, 1996 ; *Les Voies de la régression,* traduit de l'anglais par M. Viliker et J. Dupont, Paris, Payot, coll. « Petite bibliothèque Payot », 2000 ; « Contribution to reality testing », *British Journal of Medical Psychology,* 1942, n° 19, p. 201.

BARSKY, A.J., « Patients who amplify bodily sensations », *Annals of Internal Medicine*, 1979, n° 91, pp. 63-70 ; « Somatosensory amplification and hypochondriasis », in STARCEVIC, V., LIPSITT, D.R., *Hypocondriasis. Modern Perspectives on an Ancient Malady,* Oxford University Press, 2001, pp. 223-248.

BARSKY, A.J., WYSHAK, G., KLERMAN, G.L., « The somatosensory amplification scale and its relationship to hypochondriasis », *Journal of Psychiatric Research*, 1990, vol. 24, n° 4, pp. 323-334.

BARSKY, A.J., COEYTAUX, R.R., SARNIE, M.K., CLEARY, P.D., « Hypochondriacal patients' beliefs about good health », *American Journal of Psychiatry,* 1993, n° 150, pp. 1085-1089.

BARSKY, A.J., AHERN, D.K., DUFF BAILEY, E., SAINTFORT, R., Liu, E.B., PEEKNA, H.M., « Hypocondriacal patients' appraisal of health and physical risks », *American Journal of Psychiatry,* 2001, n° 158, pp. 783-787.

BENSAÏD, N., *La Consultation,* Paris, Mercure de France, coll. « En direct », 1975 ; *La Lumière médicale : les illusions de la prévention,* Paris, Seuil, 1982.

BERGLER, E., *La Névrose de base : régression orale et masochisme psychique,* traduit de l'américain par A. Cornier, Paris, Payot, coll. « Petite bibliothèque Payot », 2000.

BOURETZ, P., « L'utopie de la santé : entre principe espérance et principe responsabilité », in SFEZ, L., *L'Utopie de la santé parfaite,* Actes du colloque de Cerisy-la-Salle, juin 1998, Paris, PUF, coll. « La politique éclatée », 2001, pp. 221-238.

BRUSSET, B., *L'Hypocondrie,* Paris, PUF, coll. « Que sais-je ? », 1998.

CANGUILHEM, G., *Le Normal et le pathologique,* Paris, PUF, coll. « Quadrige », 1999.

CANTOR, C., *Maladies imaginaires, maladies réelles ?*, traduit de l'américain par N. Bureau-Lévesque, Montréal, Éditions de l'Homme, 2000.

CARSON, R., *Les Vieilles Douleurs*, Paris, Allia, 1992.

CERVANTÈS, M. DE, « Le Licencié de verre », in *Œuvres romanesques complètes*, vol. 2, *Nouvelles exemplaires,* Paris, Gallimard, coll. « Bibliothèque de la Pléiade », 2001.

CORCOS, M., *Le Corps absent : approche psychosomatique des troubles des conduites alimentaires,* Paris, Dunod, coll. « Psychismes », 2000.

COTARD, J., *Études sur les maladies cérébrales et mentales,* Éditions Baillière, 1889, pp. 385-386.

DELBOURG, P., *Vivre surprend toujours : journal d'un hypocondriaque,* Paris, Seuil, coll. « Points. Points virgule », 1994.

DICK, P.K., « L'Homme androïde et la machine », in *Les Défenseurs : anthologie,* Paris, 10-18, 1989.

DUPRÉ, E., *Pathologie de l'imagination et de l'émotivité* vol. 1, Paris, Payot, 1925.

EY, H., « Études psychiatriques », in *Aspects sémiologiques,* vol. 2, Paris, Desclée De Brouwer, coll. « Bibliothèque neuropsychiatrique de langue française », 1950.

EY, H., BERNARD, P., BRISSET, C., *Manuel de psychiatrie,* Paris, Masson, 1996.

Fava, G.A., Grandi, S., Michelacci, L., Saviotti, F., Conti, S., Bovicellio, L., Trombini, G., Orlandi, C., *Hypochondriacal Fears and Beliefs in Pregnancy,* Acta Psychiatrica Scandinavica, vol. 82, 1990, pp. 70-72.

Fava, G.A., Mangelli, L., « Hypochondriasis and anxiety disorders », in Starcevic, V., Lipsitt, D.R., *Hypocondriasis. Modern Perspectives on an Ancient Malady,* Oxford University Press, 2001, pp. 89-102.

Fenichel, O., *La Théorie psychanalytique des névroses,* traduit de l'anglais par M. Schlumberger, C. Pidoux, M. Cahen et M. Fain, Paris, PUF, coll. « Bibliothèque de psychanalyse », 1953.

Ferenczi, S., « Psychanalyse d'un cas d'hypocondrie hystérique », in *Œuvres complètes*, 1919-1926, vol. 3, *Psychanalyse*, trad. J. Dupont et M. Viliker, Paris, Payot, coll. « Science de l'homme », pp. 73-78.

Ford, C.V., *The Somatizing Disorders : Illness as a Way of Life,* New York, Elsevier, Biomédical, 1983.

Freud, S., *Pour introduire le narcissisme,* in *La Vie sexuelle,* traduit de l'allemand par D. Berger et J. Laplanche, Paris, PUF, 1999 ; *Cinq Psychanalyses,* Paris, PUF, coll. « Bibliothèque de psychanalyse » ; *Le Président Schreber : remarques psychanalytiques sur un cas de paranoïa,* Paris, PUF, coll. « Quadrige », 2001.

Georges, P., « Le menu du chef », *Le Monde,* 17 février 2001.

Gide, A., *Essais critiques,* Paris, Gallimard, coll. « Bibliothèque de la Pléiade », 1999, pp. 406-407.

Goethe, J.W. von, *Maximes et réflexions,* traduit de l'allemand par P. Deshusses, Paris, Rivages, coll. « Rivages-Poche », 2001.

Goldoni, C., *La Fausse Malade,* traduit de l'italien par V. Tasca, Paris, Circé, 1995.

Got, C., *Risquer sa peau,* Paris, Bayard éditions, 2001.

Guedeney, C., Weisbrot, C., *L'Hypocondrie,* Paris, PUF, coll. « Monographies de la Revue française de psychanalyse », 1995, pp. 29-49.

Jankélévitch, V., « Le Mal », in *Philosophie morale,* Paris, Flammarion, coll. « Mille et une pages », 1998.

KELLNER, R., *Somatization and Hypochondriasis,* New York, Praeger Special Studies, 1986.

KIRMAYER, L.J., LOOPER, K.J., « Hypochondriasis in primary care », in STARCEVIC, V., LIPSITT, D.R., *Hypocondriasis. Modern Perspectives on an Ancient Malady,* Oxford University Press, 2001, pp. 55-180.

LE BRETON, D., « Du corps brouillon au corps parfait de la santé parfaite », in SFEZ, L., *L'Utopie de la santé parfaite,* Actes du colloque de Cerisy-la-Salle, juin 1998, Paris, PUF, coll. « La politique éclatée », 2001, pp. 153-170.

LERICHE, R., « Introduction générale. De la santé à la maladie », *Encyclopédie française,* vol. 6, 1936.

LEURET, F., *Fragments psychologiques sur la folie,* Paris, Éditions Baillière, 1834.

LIPSITT, D.R., « Psychodynamic perspectives on hypochondriasis », in STARCEVIC, V., LIPSITT, D.R., *Hypocondriasis. Modern Perspectives on an Ancient Malady,* Oxford University Press, 2001, pp. 183-201.

LOAS, G., FRÉMAUX, D., OTMANI, O., VERRIER, A., « Prévalence de l'alexithymie en population générale. Étude chez 183 sujets "tout venant" et chez 263 étudiants », *Annales médico-psychologiques,* 1995, vol. 153, n° 5, pp. 355-357.

LOAS, G., FRÉMAUX, D., MARCHAND, M.P., CHAPEROT, C., DARDENNES, R., « L'alexithymie chez le sujet sain : validation de l'échelle d'alexithymie de Toronto (TAS) dans une population "tout venant" de 144 sujets, application au calcul de la prévalence », *Annales médico-psychologiques,* 1993, vol. 151, n° 9, pp. 660-663.

MADIONI, F., « Contribution à l'étude clinique et psychopathologique du syndrome de fatigue chronique », *Annales médico-psychologiques,* 2001, vol. 159, n° 6, pp. 431-436.

MARTY, P., M'UZAN, M. DE, DAVID, C., *L'Investigation psychosomatique. Sept observations cliniques,* Paris, PUF, coll. « Le fil rouge. Psychanalyse », 2e éd. augmentée, 1994.

MATTÉI, J.-F., « Platon et le modèle rationnel de la santé », in SFEZ, L., *L'Utopie de la santé parfaite,* Actes du colloque de Cerisy-la-Salle, juin 1998, Paris, PUF, coll. « La politique éclatée », 2001, pp. 57-71.

MAUREL, H., *L'Hypocondrie.* Rapport de psychiatrie au

congrès de psychiatrie et de neurologie de langue française, Nîmes, 30 juin 1975, 73e session, Paris, Masson, 1975.

MOLIÈRE, *Le Malade imaginaire,* Paris, Gallimard, coll. « Folio classique », 1999.

MONTAIGNE, M. DE, « Que philosopher c'est apprendre à mourir », in *Essais*, livre I , chap. XX, PUF, coll. « Quadrige », 1999.

MORIN, H., « Un excès de leucémies infantiles constaté autour de l'usine nucléaire de la Hague », *Le Monde,* 27 juin 2001, p. 21.

MUNNICH, A., « Génome, après le tapage », *Le Monde,* 2 mars 2001, p. 18.

O'DY, S., OLIVIER, V., « Comment vivre mieux et plus longtemps ? », *L'Express,* nº 2602, 17 mai 2001.

PAILLOTIN, G., « L'utopie du nutritrionnellement correct », in SFEZ, L., *L'Utopie de la santé parfaite,* Actes du colloque de Cerisy-la-Salle, juin 1998, Paris, PUF, coll. « La politique éclatée », 2001, pp. 411-420.

PASCAL, B., *Pensées,* Hachette, 2000.

PILOWSKY, I., *Abnormal Illness Behaviour,* Chichester, John Wiley and Sons, 1997 ; « Dimensions of hypochondriasis », *British Journal of Psychiatry,* 1967, nº 113, pp. 89-93.

PILOWSKY, I., SPENCE, N., COBB J., KATSIKITIS, M., « The Illness behaviour questionnaire as an aid to clinical assessment », *General Hospital Psychiatry,* 1984, nº 6, pp. 123-130.

POHL, F., MORAVEC, H., « Souls in silicon », *OMNI,* novembre 1993.

PRAGIER, G., « Enjeux métapsychologiques de l'hypocondrie », in *L'Hypocondrie,* sous la dir. de M. Aisenstein, A. Fine et G. Pragier, Paris, PUF, coll. « Monographies de la Revue française de psychanalyse », 1995.

PROUST, M., *À la recherche du temps perdu*, vol. 2, *À l'ombre des jeunes filles en fleurs* ; vol. 3, *Le Côté de Guermantes,* Paris, Gallimard, coll. « Blanche », 1992.

QUEAU, P., « Le virtuel et la vie artificielle », in SFEZ, L., *L'Utopie de la santé parfaite,* Actes du colloque de Cerisy-la-Salle, juin 1998, Paris, PUF, coll. « La politique éclatée », 2001, pp. 133-149.

ROMAINS, J. *Knock,* Paris, Gallimard-Éducation, coll. « La bibliothèque Gallimard », 1998.

RYLE, J.A., « Angor animi or the sense of dying », *Guy's Hospital Reports,* 1928, nº 78, pp. 230-235 ; « The sense of dying. A Postscript », *Guy's Hospital Reports,* 1949, nº 99, pp. 224-235.

SALKOVSKIS, P.M., WARWICK, H.M.C., « Meaning, misinterpretations, and medicine : a cognitive-behavioural approach to understanding health anxiety and hypochondriasis », in STARCEVIC, V., LIPSITT, D.R., *Hypocondriasis. Modern Perspectives on an Ancient Malady,* Oxford University Press, 2001, pp. 202-222.

SFEZ, L., *L'Utopie de la santé parfaite,* Actes du colloque de Cerisy-la-Salle, juin 1998, Paris, PUF, coll. « La politique éclatée », 2001.

SIFNÉOS, P.E., « Alexithymia : past and present », *American Journal of Psychiatry,* 1996, vol. 153, nº 7, pp. 137-142.

SPECKENS, A.E.M., SPINHOVEN, P., SLOEKERS, P.P.A., BOLK, J.H., VAN HEMERT, A.M., « A validation study of the Whitely index, the illness attitude scales and the somatosensory amplification scale in general medical and general practice patients », *Journal of Psychosomatic Research,* 1996, vol. 40, nº 1, pp. 95-104.

STARCEVIC, V., LIPSITT, D.R., *Hypocondriasis. Modern Perspectives on an Ancient Malady,* Oxford University Press, 2001.

SZASZ, T.S., *Douleurs et plaisirs : étude des sensations corporelles,* traduit de l'américain par C. Fischer et M. Manin, Paris, Payot, coll. « Bibliothèque scientifique », 1986.

VAN RENTERGHEM, M., « Les accros de la pilule de jouvence », *Le Monde,* 17 mars 2001, p. 18.

WATZLAWICK, P., *Faites vous-même votre malheur,* traduit de l'anglais par J.-P. Carasso, Paris, Seuil, 1984.

ZARIFIAN, É., *La Force de guérir,* Paris, Odile Jacob, coll. « Poche », 2001.

Remerciements

Au professeur Jean Adès, pour la richesse de son enseignement et de ses conseils dans tous les domaines, y compris celui de l'hypocondrie. Qu'il trouve ici l'expression de ma gratitude aussi respectueuse qu'amicale. À Sylvie Dauverné pour sa gentillesse, sa compétence et sa patience dans la préparation du manuscrit.

Photocomposition NORD COMPO
59650 Villeneuve-d'Ascq

Impression réalisée sur Presse Offset par

BRODARD & TAUPIN

GROUPE CPI

26022 – La Flèche (Sarthe), le 22-09-2004
Dépôt légal : octobre 2004

POCKET – 12, avenue d'Italie - 75627 Paris cedex 13
Tél. : 01.44.16.05.00

Imprimé en France